歯科と認知症
～歯科医師の認知症対応力向上にむけて～

認知症―明日は我が身

　　　　　　　　　　　　　　　　　　日本歯科大学学長　　中原　　泉

　世に認知症を知らしめたのは、往年の女流作家の有吉佐和子であろう。彼女が昭和47年に発表した『恍惚の人』は、暗い深刻なテーマにもかかわらず、一躍、ベストセラーになった。

　当時、平均寿命は女性70歳で、高齢化社会もまだ遠い先であった。今ならハラスメントと非難を浴びるが、そのころは"惚け老人"と揶揄された。むかしは、多くは惚けるまえに亡くなったから、世人には、"明日は我が身"という切実感は薄かったのだろうか。

　そんなところへ、恍惚という優しげな言葉は、桃源郷へ誘うような錯覚をあたえた。その言葉と裏腹にある老いと病いの現実には、誰もが目を背けていた。

　それから40余年たった今日、恍惚の人という言葉は死語となり、"認知症"という医学的でまともな用語が滲透している。ついに到来した超高齢社会には、この認知症が津波のようにおし寄せる。

　今や誰もが、認知症は他人事ではないと脅えるばかりだ。未だ認知症の原因や発症のメカニズムは解明されず、その治療法も定まらないまま、待ったなしの対策を迫られている。

　当然、歯科医院にも認知症や予備軍といわれる患者さんが来院する。もともと歯科医師は、もっとも患者さんに接する時間の長い医者である。だから、早期の段階で認知症の様態に気づく機会は少なくない。

　そのため、歯科医師の認知症への理解度を深め、その対応力を強めて、認知症の早期発見と早期対応に努めることが求められる。本著は、本年9月に開催した日本歯科大学主催の「歯科と認知症」緊急フォーラムを記録した実践の書である。

　実に、明日は我が身などと、悠長に構えていては困るのだ。私などはもはや、"今宵は我が身"なのだから…。

平成27年12月

目次 | 歯科と認知症 ～歯科医師の認知症対応力向上にむけて～

● 認知症—明日は我が身 ……………………………………………… 3
　中原　泉（日本歯科大学 学長）

2015年9月6日（日）日本歯科大学主催"緊急"公開フォーラムより

基調講演1
認知症の正しい理解と最新の知見 ………………………………… 8
　道川　誠（名古屋市立大学 大学院医学研究科 教授）

基調講演2
認知症施策推進総合戦略（新オレンジプラン）と歯科医療 … 28
　平野浩彦（東京都健康長寿医療センター研究所 専門副部長）

講演1
認知症サポーターとキャラバン・メイト ………………………… 44
　吉岡裕雄（日本歯科大学新潟病院 訪問歯科口腔ケア科 助教）

講演2
認知症患者の口腔内環境と歯科治療
～歯科在宅診療の日常臨床から～ ………………………………… 52
　福井智子（東京都杉並区歯科保健医療センター医長 生命歯学部非常勤講師）

講演3
認知症患者の口腔ケアと訪問歯科診療 …………………………… 60
　白野美和（日本歯科大学新潟病院 訪問歯科口腔ケア科 准教授）

講演4
認知症患者の摂食嚥下障害とリハビリテーション …………… 68
　須田牧夫（日本歯科大学 講師 口腔リハビリテーション多摩クリニック 医長）

パネルディスカッション ……………………………………………… 76

特別付録

認知症、要介護高齢者と歯科診療
—日本歯科大学で行った厚生労働省研究事業から見えてきたもの— ………… 86
　監修　菊谷　武（日本歯科大学 教授 口腔リハビリテーション多摩クリニック 院長）

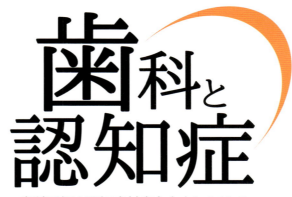

~歯科医師の認知症対応力向上にむけて~

基調講演

基調講演1
認知症の正しい理解と最新の知見
道川　誠
（名古屋市立大学 大学院医学研究科 教授）

基調講演2
認知症施策推進総合戦略（新オレンジプラン）と歯科医療
平野浩彦
（東京都健康長寿医療センター研究所 専門副部長）

基調講演1

認知症の正しい理解と最新の知見

名古屋市立大学　大学院医学研究科　教授　**道川　誠**

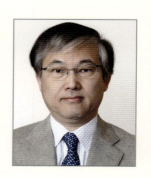

（みちかわ　まこと）1985年 東京医科歯科大学医学部卒業。東京医科歯科大学医学部神経内科研修医、武蔵野赤十字病院内科、関東中央病院神経内科、都立駒込病院神経内科を経て、東京医科歯科大学神経内科。1990年からはカナダ・ブリティッシュ・コロンビア大学医学部神経内科に留学。帰国後、東京医科歯科大学助手に在職、1996年 国立療養所中部病院長寿医療研究センター室長、2005年 国立長寿医療研究センター アルツハイマー病研究部・部長。2012年から現職。

　歯科疾患と認知症の関連性について、研究を進めていく中で分かったのは、抜歯や歯周病、ソフトダイエット（液体食、介護食）といったものは、すべて認知症の一因になるということです。その研究内容を含め、「認知症とは、どういうものか」を、以下のテーマに従って取り上げていきます。

【テーマ】
1）アルツハイマー病発見の歴史、疫学
2）アルツハイマー病の診断、初期症状
3）認知症に伴う精神症状と行動異常（BPSD）
4）認知症を引き起こす原因疾患
5）精神症状と行動異常（BPSD）の治療とケア
6）アルツハイマー病の神経病理
7）治療薬開発の最前線
8）歯科と認知症

1. アルツハイマー病発見の歴史、疫学

　日本では、1972年にアルツハイマー病をテーマにした小説『恍惚の人』が出版されると大きな話題となり、社会的反響を呼びました。しかし当時は、国を挙げてアルツハイマー病に取り組もうという気運はありませんでした。日本がアルツハイマー病に真剣に向き合ったのは、1990年代に入ってからのことです。高齢社会が進む中で、ようやく国立長寿医療センターが発足されました。この研究所は、高齢社会で急増する認知症（なかでも最も患者数の多いアルツハイマー病）と骨粗鬆症の対策、在宅医療体制の開発などを目的に設立されました。

　世界の歴史では、1906年にドイツの精神科医アロイス・アルツハイマーが、最初にアルツハイマー病を疾患として記載しました。最初の患者さんは54歳の女性です。当時、認知症のような症状は、梅毒性であることが多いと考えられていましたが、アロイス・アルツハイマーは、患者さん

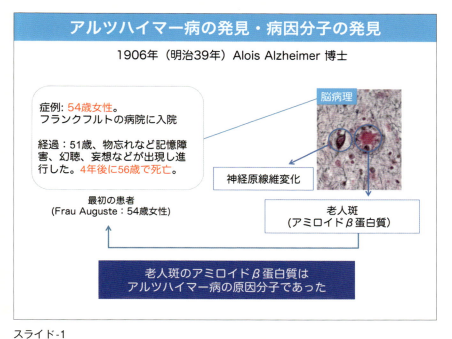

スライド-1

の脳を解剖して、特徴ある病理所見を見いだし、梅毒性ではない新しいタイプの認知症として報告しました。それが、老人斑と神経原線維変化という、2つの病理現象が脳の中に出現するということです（スライド-1）。論文自体は短いものですが、報告から100年以上経った現在でも、世界中の研究者がこれらの2つの病理・病態の形成とその意義、その阻害、除去や予防を通して予防・治療法を開発しているという、非常に優れた論文になっています。これは、当時の最先端の技術であった顕微鏡を使用し、臨床家でありながら、神経病理を行っているという非常に学際的な研究姿勢から生まれた大きな発見だったわけです。当時のヨーロッパでは、この発見が伝えられると、数年のうちに次々と類似の症例が報告され、後に精神科医として有名なクレッペリンが、アルツハイマー病と命名しました。その後、70年間くらいは、主に臨床病理学的な研究がなされ、大きな成果の飛躍はなかったのですが、1970年代から80年代にかけて、老人斑と神経原線維変化という病理を形成する分子が生化学的に同定されるに至り、老人斑はアミロイドβ蛋白質（アミノ酸が40個前後のペプチド／以下アミロイドβ）が蓄積したものであり、神経原線維変化はタウ蛋白質が蓄積したものであることが明らかになると、基礎研究が一気に進展しました。さらに、家族性アルツハイマー病の家系の遺伝学的な研究なども加わると、原因遺伝子の特定にまで至ったのです。原因遺伝子は、アミロイドβが切り出される基質タンパク質の切り出し部分（2カ所）に、多数の遺伝子変異が発見されました。また、基質タンパク質からアミロイドβを切り出す酵素にも多くの遺伝子変異が見つかったのです。これらの遺伝子変異を導入した細胞や遺伝子変異マウスでは、アミロイドβ42（凝集しやすいタイプのアミロイドβ）の産生が増加し、老人斑のようなアミロイドβの沈着が見られ、マウスでは認知機能障害が発症することまで明らかになったのです。このような事実から、アミロイドβがアルツハイマー病の原因分子であると考えられる

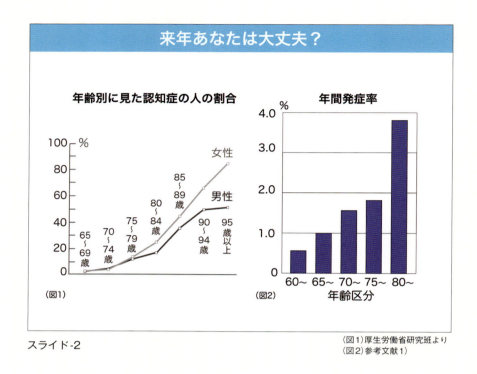

スライド-2

(図1)厚生労働省研究班より
(図2)参考文献1)

ようになりました。

次に、認知症患者数の推計です。厚生労働省研究班によりますと、認知症高齢者は2012年時点で全国に約462万人、その予備軍は約400万人いると報告されています。認知症の方は、個人差はありますが、発症後平均7～10年で亡くなると報告されています。仮に10年単位で考えると、年間約46万人が認知症を発症していることになり、年間約40万人が認知症予備軍になっていることになります。さらに、高齢者になればなるほど発症率は高くなり、85歳～95歳の約40％が認知症または認知症予備軍に相当していることが報告されたのです（スライド-2：図1）。多くの人は、その罹患率の高さに驚くとともに、周囲を見渡して確かに認知症の方が多いと実感しているのではないでしょうか。また、このデータから、女性は男性の2倍ほど発症率が高いことが分かっています。

スライド-2：図2は、愛知県東浦町の住人から無作為に選んだ、二千数百人の方々を継続して追跡調査し、その方々の年間の認知症発症率を示したものです。この結果は、年齢が高くなるにつれて、発症率が増加していることを示しています。例えば、65～70歳では、年間の発症率が1％であるのに対して、80～85歳の群では、4％に上昇しています。この年齢依存的な発症率の増加は、スライド2：図1の結果とも良く一致します。

また、警視庁の報告では、認知症の行方不明者数は、1年間に全国で10,783人（2014年警視庁調べ）の届出件数があるとのことです。実際には、ほとんどの方が発見されていますが、10,783人中168人（1.6％）の方は、2014年末時点では所在が不明のままでした。都道府県別の行方不明者数では、大阪府が1,921人で最も多く、次いで兵庫県の1,207人、愛知県の894人です。人口の多い地域が上位に挙げられますが、例外として、東京都は人口の割合からみると非常に少ない、253人という数字になっています。人口密度が高いゆえに、行方不明者を発見しやすいという傾向もあるのかもしれません。

アルツハイマー病とは

認知症とは、初老期以降に起こる後天的な、脳機能障害によって生じた知能低下。

知能とは、生きている間に遭遇するさまざまな課題を、もともと持っていた能力（本能）や生まれた後に学習した経験の記憶をもとに、自らの判断で何とか解決する能力。

したがって、知能低下には、

1) 記憶障害
2) 判断力低下
3) 認知障害
4) 行動障害

が関連する。

スライド-3

2. アルツハイマー病の診断、初期症状

　アルツハイマー病とは、初老期以降に起こる後天的な脳の器質的障害によって生じた脳の機能障害であり知能低下のことです。「知能」とは、「生きていく間に遭遇するさまざまな課題を、もともと持っていた能力（本能）や、生まれた後に学習した経験・記憶をもとに、自らの判断で解決していく能力」のことであり、アルツハイマー病ではそのような能力が急速に失われていくことになります。それは、単なる物忘れではなく、「自分はどうしたらよいか」という判断力の低下、さらに、認知障害や行動障害が起こることを意味しています（スライド-3）。また、いわゆる物忘れの程度も、通常50歳以上の方の自覚する物忘れに比べて、著しく程度が強くなります。以下に例を挙げます。

1) 記憶障害
・駐車場の場所を忘れる
・買い物に行って何を買いにきたのか忘れる
・結婚式に出席するために新幹線に乗ったが、何のために新幹線に乗ったのかを忘れて家族に電話をする

2) 判断力低下
・料理ができなくなる
・旅行の日程が考えられない
・料理のレパートリーが減り、同じものばかり作る
・ものごとの判断ができなくなる

3) 認知障害
・よく知っている場所にも行けない、自宅周辺で迷子になる（空間認知）
・運転が危ない、道がわからない（空間認知）

4) 行動障害
・銀行のATMでお金をおろせない
・プッシュホンの番号を素早く押せない
・テレビのリモコンが使えない
・自動券売機でスムーズに切符が買えない

さらに、特徴的な記憶障害として、体験の中身

基調講演1

家族がアルツハイマー病と気付いた症状

同じことを何回も言ったり聞いたりするようになった
ものの置き忘れやしまい忘れが目立つようになった
ものの名前が出てこなくなった

以前にあった興味や関心が薄れるようになった
時間や場所の感覚が不確かになった（見当識の障害）
些細なことで怒りっぽくなった

財布が盗まれたという（被害妄想）
だらしなくなった
複雑なテレビドラマの内容が理解できなくなった

以前よりも疑い深くなった
日課をしなくなった
計算の間違いが多くなった
慣れているところで道に迷うようになった（地理的障害）
病院の薬の管理ができなくなった

スライド-4

　だけではなく、体験そのものを忘れるといった「エピソード記憶障害」も起こります。例えば、昨日何を食べたかということは思い出せなくても問題ありませんが、食べたこと自体の体験を忘れてしまうことは重大な問題です。このように、さまざまな状況でいろんな障害（記憶障害、判断力低下、認知障害、行動障害）が起きるため、生活上の多くの場面で介助や見守りなどの助けが必要になってきます。したがって、歯科医院での認知症の方に対する診療は、多くの歯科医師や歯科衛生士にとって難しい問題になっていると考えられます。

　次は、ご家族の方が認知症だと気付いたケースです（スライド-4）。同じことを何度も言ったり聞いたりする、物の置き忘れや、しまい忘れが目立つといったことは、誰でも経験することであり、加齢による物忘れでよくみられる症状です。また、例えば、以前まで持っていた興味や関心が薄れる、些細なことで怒りっぽくなる、だらしなくなる、複雑なテレビドラマの内容が理解できない、以前よりも疑い深くなった、日課をしなくなったなども、正常でもある程度みられ、必ずしも認知症とはいえません。認知症の場合は、これらの症状の程度や頻度が高くなり、日常生活に支障をきたすようになります。特に注意したいサインとして、1つ目は、時間や場所の感覚が不確かになる「見当識障害」です。2つ目が、例えば、どこかに置き忘れてしまった財布を誰かに盗まれたと感じてしまう「被害妄想」です。このような被害妄想や嫉妬妄想は、しばしば多くの患者さんでみられる症状であり、男性・女性ともに起こることが報告されています。アロイス・アルツハイマーが、アルツハイマー病を最初に報告したときの患者さんも、「夫が浮気している」という嫉妬妄想があったとされています。そして3つ目が、慣れている場所にも関わらず、道に迷ってしまう「地理的障害」です。これら3つのサインは、普通の物忘れ、生理的な現象による物忘れで起きることはありません。このような症状に気付いた際は、認知症の可能性を

> **認知症で事故を起こすケースが多い**
>
> 高知大学医学部精神科
> 認知症83人の調査（95年9月〜05年8月）
>
> 1) 約4割が、計58件の事故。
>   （自損事故:45％、物損事故:31％、人身事故:24％）
>
> 2) 信号や道路標識の意味が理解できない、横断者が
>   いるのに右・左折をする、高速道路を逆走する、など。
>
> 3) 83人の半数が免許の更新手続き。全員が成功。
>
> 4) 65歳以上の免許保有者の約30万人が認知症と推定。
>   （自己申告しない、病識の欠如のため）
>   ⟶ 道路交通法の改正

スライド-5

強く疑う必要が出てきます。

　また、認知症の方は、交通事故を起こす割合が高いことも分かっています。高知大学医学部精神科で、83人の認知症の方を対象に調査（1995年9月〜2005年8月）を実施したところ、約4割の方が、合計58件（自損事故45％、物損事故31％、人身事故24％）の交通事故を起こしていました（スライド-5）。つまり、同じ人が複数回の事故を起こしていることになります。認知症の方は、「信号や道路標識の意味が理解できない」「横断者がいるのに右折や左折をする」「高速道路を逆走する」といった特徴がありました。それにも関わらず、83人のうち半数が、免許の更新手続きに合格していたのです。これは非常に大きな問題でした。現在は、道路交通法が改正され、75歳以上の方には簡単な認知機能検査が義務化されております。この検査で異常が疑われた場合には、専門医を受診することになります。専門医を受診して認知症であると診断された場合は、運転をしてはならないと思いますし、車なしでも生活ができる体制を作っていくことが大切になります。できれば運転免許を返上し、自分の車を処分するなりして運転できないような状況を作ることも必要です。また、運転しなくても生活に困らないように、行政を含めた対策も必要であると思います。ただ、認知症の患者さんには、一般的に病識がありません。自分は今まで通り安全に運転できると思っており、説得が難しい場合も多いですが、本人の了解、あるいは家族の了解を得れば、認知症であることを警察に報告し、免許返上等の対応をとることもできます。現在、65歳以上の免許保有者のうち、車を運転している認知症の方は数十万人ともいわれており、常に身近な問題として認識しておく必要があります。

3. 認知症に伴う精神症状と行動異常（BPSD）

　認知症の症状は、さまざまな生活の場面で出てきます。繰り返しになりますが、大きな特徴は、

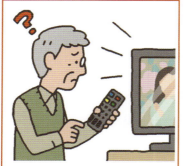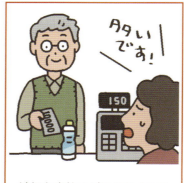

スライド-6

老化による物忘れとは違い、ヒントや関連した事柄を示しても思い出せなくなったり、今まで使っていた物の使い方が分からなくなったり、判断力が低下したり、といったことです。スライド-6には、生活場面での症状を挙げてみました。

【認知症の症状】
<食事>
・料理の味付けがおかしい
・食事を作らない
・冷蔵庫の中が同じものでいっぱいになる
・冷蔵庫の中に腐った野菜や、入れる必要のないものが入っている
・食べたことを忘れてしまう
<性格>
・怒りっぽくなった
・涙もろくなった
・感情の起伏が大きくなった
・すぐ人のせいにするようになった
<会話>
・何度も同じことを聞く
・話がかみ合わない
・話のつじつまが合わなくなると取り繕う
<気持ち>
・ひとりになることを寂しがる
・意欲がなく、ぼんやりしている
<行動>
・物忘れ、置き忘れが多い
・薬の管理ができない
・家電の操作ができない
・小銭が使えず、紙幣ばかり出す
・身だしなみに気を遣わない

認知症の進行は、主に初期、中期、末期の3段階に分けられます（スライド-7）。初期では記憶障害が特に目立ちますが、少しの助けがあれば仕事を継続することは可能です。ここで注意したいのは、長谷川式簡易知能評価スケールやMMSEなどの知能検査を実施しても、その結果が日常生活の自立度と乖離する場合もあるとい

「認知症」の進行は主に3つに分けられる

第1期（前期）
同じ話を繰り返すなど記憶の障害が目立ってくる。（一部見守り介助が必要な場合もあるが、ほぼ自立した生活ができる）

第2期（中期）
記憶障害が進行し、判断力低下なども見られる。時間や場所が分からなくなり、徘徊や幻覚が生じる場合がある。生活には見守り、介助や支援が必要になる。

第3期（末期）
日常生活全般に障害が目立ち、家族の顔や名前も分からなくなる。会話が成り立たず、自分の意思を表現することも困難になる。一日中、ぼーっとしてベッド上で過ごすことが多くなる。

スライド-7

うことです。例えば、知的な仕事をしている方、もともと知識量が多い方などは、知能検査を行っても正常な点数を取ることがあります。しかし、そのような方でも、ADL（日常生活動作）を確認すると、実際は介護や支援が必要な方もいるのです。基本的には、まずADLが自立しているかどうか。それが重要な判断基準になります。

初期の段階から症状が進行し、中期に入ってくると、さまざまな障害が出てきます。場所や時間が分からなくなり、徘徊や異常行動といった周辺症状、精神症状が出現し、生活の自立が困難になってきます。治療が必要になり、また多くの時間で見守りや援助、介助が必要になります。特に精神行動異常（BPSD）が強く出る場合には、自宅での介護を困難にし、介護者の精神的・肉体的な負担が大きくなります。施設入所やショートステイ、デイサービスなどを積極的に利用することが、患者本人だけでなく介護者にも必要となるのです。

さらに、末期の段階に入ると、いわゆる陽性症状・周辺症状なども出なくなり、無気力、一日中ぼんやりしているなどの状態を経て、ベッドに寝たきりの状態になります。初期から末期までの経過は、個人差があるものの平均7年〜10年と考えられています。すなわち、ご家族を最も悩ます精神行動の異常（BPSD）も、いつまでも続くわけではなく、やがて静かになるのです。

4. 認知症を引き起こす原因疾患

ここまでは、認知症の代表的疾患として、主にアルツハイマー病について説明してきました。認知症を引き起こす原因疾患には、他にどのようなものがあるのでしょうか。大きく分けると神経変性疾患（大脳皮質に主座のあるもの）によるものと、脳血管障害に起因するものがあります。変性疾患の中で一番多いのは、アルツハイマー病です。認知症の約60％（統計によっては70％）を占めており、男女比は1：2で、女性が男性の2倍になります。女性は男性よりも、平均寿

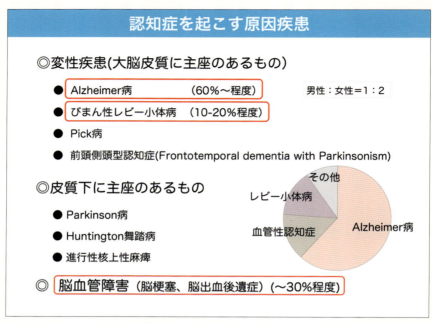

スライド-8

命が5～6歳ほど長いことも原因のひとつですが、それだけでは説明できない別の原因があると考えられています。変性疾患の中で、アルツハイマー病に次いで多い、認知症をきたす疾患がレビー小体病です。認知症の約10～20％を占めます。レビー小体病は、幻覚（幻視）、症状の変動、パーキンソニズム、特徴的な睡眠障害、自律神経障害などといった症状が現れるのが特徴です。その他にも、抗精神薬に対して過敏になるといった症状も現れます。

認知症の原因疾患として、従来から多いとされてきたのが脳血管障害です。認知症全体の約30％を占めており、アルツハイマー病の次に患者数が多い認知症です（スライド-8）。

【実際のアルツハイマー病の症状例（スライド-9）】

アルツハイマー病の実例1
病例：53歳、女性、中学の英語教師
主訴：物忘れ

＜現病歴＞
・毎年、夫と海外旅行へ行っていた。
・3年前から、ドルと円換算を間違えて夫と喧嘩するようになった。
・昨年からパソコン教室に通っているが、いつまで経っても簡単な操作が覚えられない。
・この頃から、板書するために振り返ると何を書くのか忘れてしまう。同じ説明を繰り返すなどの症状が目立つようになり、生徒や父兄から苦情が出るようになった。

＜診察時検査＞
・表情の動きは少なく、低い単調な声で応ずる。
・記憶力の低下を自覚し、自分が認知症ではないかとの不安、失望を感じている。
・自分の年齢や生年月日を正答し、現在の日時、場所も誤認はない。
・計算や5品目の記銘力検査に誤答する。
・書字、構成失行、着衣失行、失認等は認めない。
・その他、神経学的には異常を認めない。

この方は、3年前の計算間違いやパソコン教室

認知症の症状

食事
・料理の味付けがおかしい
・食事を作らない
・冷蔵庫の中が同じものでいっぱいになる
・食べたことを忘れてしまう

会話
・何度も同じ事を聞く
・話がかみ合わない
・話のつじつまが合わなくなると取り繕う

性格
・怒りっぽくなった
・涙もろくなった
・感情の起伏が大きくなった
・すぐ人のせいにするようになった

気持ち
・ひとりになることを寂しがる
・意欲がなくぼんやりしている

行動
・物忘れ、置き忘れが多い
・薬の管理ができない
・家電の操作ができない
・小銭が使えず、紙幣ばかり出す
・身だしなみに気を遣わない

スライド-9

で覚えられない、などの症状が出ていた段階で認知症は発症していたのだと推測できますが、直接の来院のきっかけは仕事ができない状態となっていたためです。

アルツハイマー病の実例2

病例：77歳、女性、1人暮らし
主訴：昼夜逆転、同じ話を繰り返す、物忘れ

＜現病歴＞
・2009年頃から昼夜逆転し、夜中（午前2～3時）に隣家に押しかけるようになった。同じことばかりを話し、財布が盗まれた、Tシャツ、ズボン、ブラウスが盗まれたなどと訴えることもあった。
・2012年秋頃から物忘れが目立つようになった。
・家の中の整理ができず、ゴミ屋敷となっている。
・金銭管理ができず遠方の妹が管理している。
・ご飯を作ってほしい、食べさせてほしいと、隣家に行くようになった。
・調理法を教えてもすぐに忘れ、何度も隣家に聞きに来るなどの症状があり、隣家の人に付き添われて当院を受診。

＜診察時検査＞
既往歴：20歳で胆嚢炎。
現在：肝疾患で通院中、高血圧症で治療中。
意識清明、左膝関節痛および可動域制限以外に神経学的異常所見なし。
パーキンソニズムなし。HDS-R：20、MMSE：22、Brain CT：正常範囲

アルツハイマー病の実例3

病例：78歳、男性
主訴：最近、物忘れが激しい（奥さんの印象）

＜現病歴＞
・2年位前から話した内容を忘れてしまう。
・「娘が帰宅したね」と話したことを忘れて、30分後に「まだ帰らないのか」と言うようになった。
・最近、引き出しの閉め忘れ、トイレの電気の消し忘れが目立つようになった。

治療可能なアルツハイマー病類似の疾患

治療可能な"認知症"

◎頭蓋内病変
　水頭症　慢性硬膜下血腫　脳腫瘍
　感染症（神経梅毒、髄膜炎、脳炎など）
　特殊な脳血管障害（膠原病、ベーチェット病、など）

◎代謝異常・内分泌異常
　脱水症、腎不全、肝不全
　電解質異常（血清Na, Ca, K, Mg）
　内分泌異常（甲状腺機能低下、副腎機能）
　ビタミン欠乏症（ビタミンB1, B12, 葉酸、ニコチン酸低下）

◎中毒性
　薬物（抗精神病薬、抗うつ薬、催眠鎮静剤、抗コリン薬、
　など：特に高齢者には注意が必要）

◎精神科疾患
　うつ病（仮性認知症）

スライド-10

- ケーキを食べたこと自体を忘れるなど、エピソード記憶の障害が生じた。
- 高血圧で通院中の近医より紹介されて当院を受診した。
- 娘さんは、自分との会話では、問題ないと思っているとのこと。

＜診察時の検査＞
既往歴：狭心症、高血圧、不眠症。
現在：意識清明、神経学的に異常なし、幻覚なし。
HDS-R：26、MMSE：29、Brain CT：両側前頭葉〜側頭葉の萎縮が目立つ。

「病気がいつ頃発症したのか」ということは、実は、よくわからない場合も多いのです。病院に来院するときには、すでに数年経過しているなど、正確な日時がはっきりしないこともあるからです。一番身近な方が「あれ、おかしいな」と思ったときがそのときであると思いますが、日によって調子が良い日もあるため、ある程度進行して悪くならないと「確かにおかしい」と感じることができません。しかし、物忘れや判断力などの知的な能力が「いつもと違うな」と思ったときは、なるべく早く専門医（物忘れ外来）の受診が必要です。その中には、これから説明するような"治療可能な認知症"が含まれているからです。

【治療可能なアルツハイマー病類似の疾患】
　アルツハイマー病に類似した治療可能な疾患にも注意が必要です（スライド-10）。実際に認知症を疑う症状が出ても、病院になかなか行かない方はたくさんいます。そのような場合、アルツハイマー病に似た治療できる（あるいは治る）"認知症"の可能性もあるため、一刻も早く病院に連れていくべきです。

＜頭蓋内病変＞
　水頭症、慢性硬膜下血腫、脳腫瘍、感染症（神経梅毒、髄膜炎、脳炎など）、特殊な脳血管障害（膠原病、ベーチェット病など）

＜代謝異常・内分泌異常＞

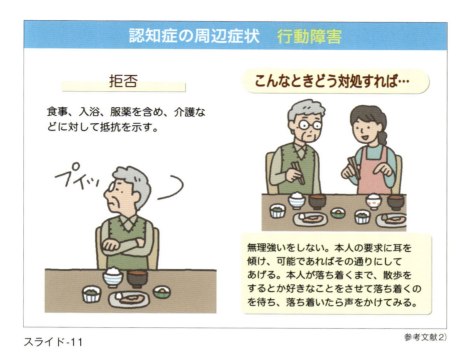

スライド-11

脱水症、腎不全、肝不全、電解質異常（血清Na、Ca、K、Mg）、内分泌異常（甲状腺機能低下、副腎機能）、ビタミン欠乏症（ビタミンB1、B12、葉酸、ニコチン酸低下）
＜中毒性＞
薬物（抗精神病薬、抗うつ薬、催眠鎮静剤、抗コリン薬など　※特に高齢者には注意が必要）
＜精神科疾患＞
うつ病（仮性認知症）

5. 精神症状と行動異常（BPSD）の治療とケア

認知症では、同じように見える精神行動異常の症状でも、大きく2通りのタイプに分けられます。それぞれ対処法は異なります。
1) いわゆる「不穏」、「興奮」の人（過活動症状、あるいは陽性症状）
高揚気分、不安焦燥、常同行為、幻覚（幻視、幻聴）に影響された行動、妄想（物取られ妄想、すりかわり妄想）、徘徊、攻撃性亢進
2) 反応の鈍い人（低活動あるいは陰性症状）
抑うつ気分、思考運動抑制（うつ病の症状のひとつ）、自閉、無為無欲状態（アパシー）、意識レベル低下（身体疾患の可能性）

例えば、食事や入浴、介護など、すべてに対して抵抗・拒否を示す場合は、決して無理強いをするのではなく、ひとまず本人の要求を聞き、落ち着いたところで再び声を掛けてみることも大切です（スライド-11）。怒り出したり、騒いだりする場合も、基本的には落ち着いた対応が大切です（次ページスライド-12）。認知症の方も、理由がなく行動障害を起こすわけではありません。そこには何かしらの理由があるわけで、その部分を一度考えてみることが必要になります。また、こうした精神症状に対しては、効果的な治療薬がありますので、医師に相談することも解決法のひとつです。治療薬によって、興奮、暴言、暴力、妄想などの症状をかなり抑えるこ

基調講演 1

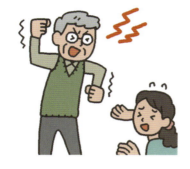
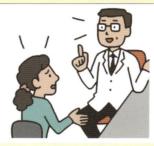

認知症の周辺症状　行動障害

興奮
自分の言動を注意されたり、思い通りにならないときなどに急に怒り出したり、暴力をふるうことがある。

こんなときどう対処すれば…
一緒に興奮せずに落ち着いて対応する。怒ったり不機嫌になる理由があるのではないかを考慮し、対応を考える。興奮状態が継続するようなら医師に相談する。

スライド-12　　　参考文献2)

とが可能になります。

つづいて、徘徊の対処方法です。例えば、洋服に名前や電話番号などを縫い込むなど、他の人にも連絡先が分かるように工夫する必要があります。また、地域でネットワークを作り、ご近所や交番の方々に認知症であることを知ってもらうことが大切になります。

認知症では、薬物療法のほか、環境を改善することも効果的です。自宅で認知症の親の面倒をみている場合でも、例えば感情的に怒ってしまうなど、必ずしも認知症の方にとって最良の状況とはいえないことがあります。そのような場合は、一度施設等に預けることによって症状が改善したり、家族同士の関係性が修復したりすることがあります。認知症の治療とケアにおける原則は、「お年寄りの世界を理解すること」です。認知症の方も生活の中で、たくさんの不安を抱えています。だからこそ、周りの方々がお年寄りの世界に目線を合わせ、親身になって対応することが重要になるのです。また、認知症の症状は、身近な家族に対して出やすいという特徴があります。例えば、病院での診療時は普通の態度をとっていても、帰宅すると急に態度が悪くなることがあります。このようなとき、認知症の方は自分の行動を自覚している場合が多いので、周りの方々はまず認知症の方の気持ちを理解することが大切になります。治療者側の視点としては、外来時だけでなく、家に帰ったときの態度に注意を向けることが求められます。また、尿失禁などの失敗をしてしまった場合、認知症の方を責めることは基本的に避けてください。認知症になった方でも、自尊心は強く残っているため、しっかりと配慮してあげることが必要です。

【認知症の人に接する時の視点】
1) 本人は強い不安の中にいることを理解して接する、認知症の人の声を傾聴する
2) より身近な人に対して、認知症の症状がより強く出ることが多い

認知症（アルツハイマー病）の治療薬

治療の現状

- 「アリセプト」 — コリンエステラーゼ阻害剤
- 「メマリー」 — NMDAチャネルブロッカー
- 「レミニール」「イクセロン」「リバスタッチ」 — コリンエステラーゼ阻害剤
- 塩酸ドネペジル（ジェネリック）など — コリンエステラーゼ阻害剤

抜本的な治療法は未確立→発症メカニズムの全容解明の必要あり

スライド-13

3）感情面は保たれている
4）認知症の症状は、基本的に理解可能として接する
5）いつもと様子が違うと感じたら、身体合併症のチェックを行う

6．アルツハイマー病の神経病理

　正常な方と、アルツハイマー病の方の大脳半球を比べると、その差は一目瞭然です。アルツハイマー病の方の大脳は、断面積が非常に狭く、激しい萎縮があります。これは、神経細胞死が起こり、細胞の数が激減していることを意味しています。また、大脳皮質の切片を銀染色すると、濃く着色された大きなもので直径約200μmほどの斑状物質が見られます。これが老人斑と呼ばれるもので、アミロイドβからできていることが明らかになっています。また、神経細胞の中には、タウ蛋白質が蓄積します（神経原線維変化）。これも、アルツハイマー病の病理の特徴です。老人斑も神経原線維変化も、銀染色に良く反応し、アミロイドという構造をとっています。

7．治療薬開発の最前線

　現在、認知症の治療薬は、アリセプト、レミニール、イクセロン、リバスタッチ、塩酸ドネペジル（ジェネリック）などのコリンエステラーゼ阻害剤や、メマリーというNMDAチャネルブロッカーなどで対応しています（スライド-13）。これらは対症療法になるため、実質的には、根本的な治療はまだ確立されていないのが現状です。では、根本的治療はどのように考えていくか。臨床病理学的検討から、50歳を過ぎたあたりから老人斑（アミロイドβ）が脳内に沈着してきます。それから10〜15年が経過すると、神経原線維変化が形成され、さらに10年程度して認知症が発症します（次ページスライド-14）。65歳を過ぎると発症率が高くなることから、アミロイドβの産生や沈着を止めることが根本的な治療につながっていくと考えています。

基調講演 1

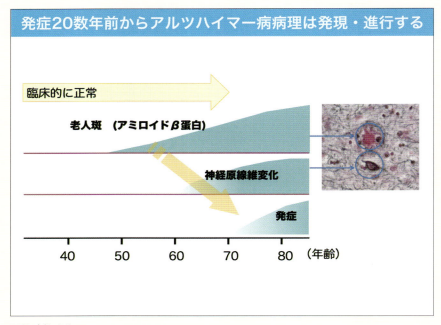

スライド-14
アルツハイマー病発症より20年以上前から、脳内ではアルツハイマー病病理（老人斑の沈着）が出現し、やがて神経原線維変化や神経シナプス障害などが出現する。最初に出現する病理がアミロイドβの沈着であることから、これが原因分子であると考えられている。

研究はどのように進んだのか

老人斑や神経原線維変化の構成物質が解明されたのは1980年代です。老人斑はアミロイドβ（42個のペプチド）、神経原線維変化は、タウ蛋白（微小管結合蛋白）という物質で構成されていることが解明されました。アミロイドは水などの溶媒にきわめて溶けにくい性質のため、可溶化するのが難しく、生化学的解析に成功するまで相当な時間を要したものの、解明されると一気に研究が進展しました。

もうひとつ明らかになったものに、原因遺伝子があります。家族性アルツハイマー病は全体の約5％と言われていますが、家族性アルツハイマー病の遺伝子解析によって原因遺伝子を突き詰めることに成功しました。アミロイドβが産生される前のタンパク（前駆体蛋白質）であるAPPに、たくさんの変異が見つかったのです。さらに、アミロイドβを切り出す酵素にたくさんの遺伝子変異が発見されました。

以上から、アミロイドβが認知症の原因であると考えられたのです。

1993年には、アポリポ蛋白E4が危険因子であることが明らかにされています。このアポリポ蛋白の対立遺伝子には、E2,E3,E4の3タイプがあり、組み合わせでE2/2, E2/3, E2/4, E3/3, E3/4, E4/4の6通りがあります。誰でもこのどれかを持っているのです。その中で危険因子であるE4遺伝子型は、約10％の方が持っています。それまで血液中にその存在が知られ、これが欠損したマウスは動脈硬化のモデルとして使用されていましたが、アポリポ蛋白Eが、アルツハイマー病発症に関連するなどと誰が想像できたでしょうか。このE4を1つまたは2つ保持している約10％の方々は、他の方々に比べて約3倍認知症になりやすいことが分かっています。これは、世界的な調査でも、人種や地域の違いを超えて共通した現象であることが確認されています。私は、「なぜE4タイプの人ではアルツハイマー病になりやすいのか」という点を明らかにするための

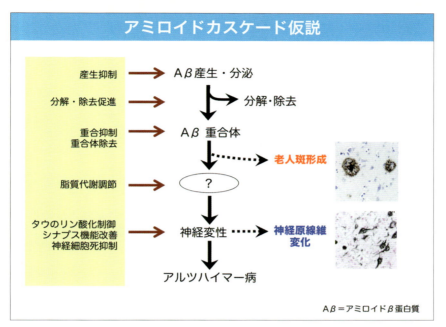

スライド-15
現在考えられているアルツハイマー病発症機構。アミロイドβは、子供の時から脳内で産生されているが、通常は分解・除去機構が働いている。しかし、加齢とともにアミロイドβが蓄積し、毒性を発揮する。理論的には、このカスケードをどこかで止められれば、予防・治療法の開発につながる。

研究に、主に脳内の脂質代謝に関係しているという観点から、17年間ほど取り組んできました。その結果は、後ほど簡単に触れたいと思います。

アミロイドカスケードの抑止を目指して

アミロイドβが脳内に凝集・沈着して、神経細胞障害を惹起させ、最終的に認知症を引き起こすと考えるのが、アミロイドカスケード仮説（スライド-15）です。実はダウン症の方も、21番目の染色体が3本あり、21番目に存在するAPPの発現量が1.5倍に増加するため、APPから切り出されて産生されるアミロイドβ量が増加し、その結果、脳内にアルツハイマー病と類似した病変が生じることが知られています。さらに家族性アルツハイマー病の遺伝子変異を調べてみると、アミロイドβはAPPが2ヵ所で切られて生成されますが、その2ヵ所の切断部分に多くの変異が見つかったこと、また、APPを切り出すγセクレターゼにも多くの変異遺伝が見つかったことから、アミロイドβがアルツハイマー病の原因であるとの根拠になっています。

研究を進めていく中で分かったのは、アミロイドβが産生・分泌することは、誰にでも起こる生理的な現象であり、子供の脳内でも起きているということです。そのほとんどは分解・除去されますが、年齢を重ねると、アミロイドβが凝集・蓄積し、老人斑を作って沈着してしまい、毒性を発揮すると考えられています。それらのことから、アミロイドカスケードのプロセスをどこかで抑止できれば、理論上、治療薬の開発は可能になります。この考え方から、世界で最初に成功したのがシナプス機能改善薬ですが、この作用点は、アミロイドカスケードの下流にあり、多くの大学、研究機関、製薬会社などでは、より上流に作用点を持つ（産生抑制、産生調節、分解促進、除去促進、重合抑制など）医薬品開発に取り組んでいます。

切断阻害剤、酵素活性調節剤、抗体療法・ワクチン療法でアミロイドβ除去、分解促進、重合体形成抑制など、メカニズムに基盤をおいた根本的治療薬開発が盛んに行われています。私た

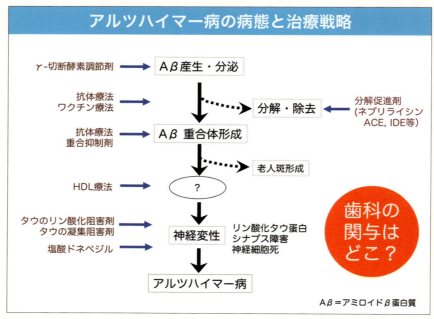

スライド-16
アルツハイマー病の予防や進行抑制に歯科疾患が関与するとすれば、アミロイドカスケードへの作用点があるはずである。それがどこかを解明することが、「歯科と認知症（アルツハイマー病）」研究では重要になる。

ちは、アポリポ蛋白Eの機能を増強させるHDL療法という、少し変わった観点での開発を行ってきました。この他にも、タウをターゲットにした療法・治療薬の開発にも取り組んでいます。

歯科の可能性

歯科が予防や症状改善に効果を発揮するとしたら、どのような部分に効くのか。産生・分泌なのか、分解・除去なのか、重合なのか、タウなのか、という観点からの研究が必要になります。現時点では、アミロイドカスケード仮説が広く支持されていますので、このカスケードに歯科が関与するとした場合、どの作用点にどう関与していくのか、常にその視点を持って、研究に取り組む必要があります（スライド-16）。

ワクチン療法という希望

アルツハイマー病の治療を考える場合に、進行を抑えられれば、根本的な治療法ということができます。スライド-17で示すように、現在処方されているアルツハイマー病の治療薬は、すべて症状の進行（下向きが悪化）の速度（矢印の角度）を変えるものではなく、進行線を2年程度平行移動させて猶予を与えるものなのです。これに対して、根本的な治療薬（疾患修飾薬）というのは、進行の速度を変えるものです。すなわち、角度が浅くなれば、進行の速度が緩やかになり、角度が0になれば進行が止まります。このような治療法として大きな期待がもたれているのが、ワクチン療法（抗体療法）です。

ワクチン療法とは、沈着するアミロイドβを免疫することで、蓄積しているものに対して抗体を作らせます。この抗体がアミロイドβと抗原抗体複合体を作り、アミロイドβが除去されるのではないかと期待されています。モデルマウスで実験を行ったところ、「アミロイドβ沈着斑が除去できること」が確認できました。次に、アミロイドβ42をヒトの皮膚に注射する臨床試験を行いました。第一相臨床試験は問題なかったのですが、第二相臨床試験では6％の方々に副作用の

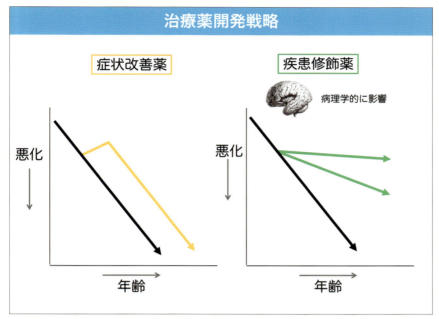

スライド-17
根本的な治療薬（疾患修飾薬）は、症状改善薬とは異なり、進行の速度を緩める（上記図では角度が浅くなる）ものである。このような治療法にワクチン療法（抗体療法）がある。

髄膜脳炎が出現し、中止になりました。それでも、副作用が起きなかった36名を追跡調査しました。そのうち9名については剖検を行い、脳を調べることができました。その結果、アルツハイマー病としては、何も治療していない方と同様に老人斑が蓄積している方もいれば、沈着がきわめて少ないか、ほとんど見られないようなきれいな脳に改善している方もいました。これは、アルツハイマー病の脳所見としてはありえない病理像です。ワクチン療法によって病理が改善したことを意味しています。つまり、病理学的に治療薬の開発は可能だということを示したのです。しかし、残念なことに、ワクチン療法を行った方々は、結果的に認知症の症状が改善することはなく、アルツハイマー病の進行によって亡くなられていたのです。では、なぜ効果が出なかったのか。そこに対する考え方は、ワクチンを投与するタイミングが遅い、つまりアルツハイマー病が発症してから治療を始めても効果が出ないのではないかということでした。

さきほど説明しましたように、アルツハイマー病発症までには20年前後の長い期間がかかっており、それまでに神経細胞やシナプスの障害がかなり進んでいると考えられています。発症する頃には、かなり脳内ダメージは進んでいて、それから原因分子を取り除いても（実際に脳内のアミロイドβ沈着は顕著に減少した方がいたのです）、病気の進行は止められなかったのではないかと考えられます。現在は、アルツハイマー病が発症する前にワクチンを投与すれば、理論上、アルツハイマー病の発症を抑えることが可能だと考えており、アメリカではすでにダイアン研究というプロジェクトの中で、家族性アルツハイマー病の保因者の方に導入しています。

PET（ポジトロン断層法）による脳画像診断を行うと、軽度認知障害の方には、健常者と同じように、皮質にアミロイドの集積が認められない方と、アミロイドの集積が強く認められた方がいることが分かりました。つまり、軽度認知障害にも、アルツハイマー病に移行する方と、正常のまま過

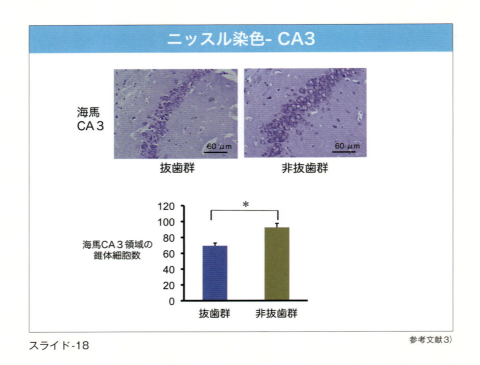

スライド-18

参考文献3)

ごす方の2種類のパターンが存在すると考えられています。さらに、重要なことに健常者の中にも、アミロイドの集積が強く認められる方がいることが分かりました。その方は、将来的に高い確率でアルツハイマー病になるのではないかと予想されますが、このような方たちに対して、さきほどのワクチン療法を行えば、認知症の発症を抑えることが可能になり、理論上、アルツハイマー病の予防ができるかもしれません。

8. 歯科と認知症

私は、国立長寿医療研究センターに在籍していた頃から、マウスに歯周病を発症させて認知機能を調査する研究に取り組んできました。アルツハイマー病のマウスに対し、Pg菌（歯周病菌）を1日おきに5回、口腔内投与で感染させ、歯周病が起きたかどうかをCTの骨吸収で確認します。そのマウスに対して、認知機能テストを行います。まずマウスに、2つの円柱を見せた後、1つを三角錐に変更します。マウスは新しいもの好きという習性があるので、正常なマウスは自然と三角錐に興味を示し寄ってきます。しかし、認知機能障害があるマウス（歯周病マウス）は、三角錐が新しいものということを忘れているため、円柱の方にも同じ頻度で寄ってきました。

その他には、暗い場所を好むマウスの習性を利用した暗室テストも行いました。暗い部屋に入ってきたマウスに対し、電気刺激で痛みを与えます。翌日、また同じ実験を行うと、正常なマウスは痛みを憶えているため、暗い部屋に入ろうとしませんが、認知機能障害があるマウス（歯周病マウス）は前日と同じように暗い部屋に入っていきました。

また、脳内を診断すると、歯周病のマウスには、多くのアミロイドβ沈着斑が沈着していることが分かりました。さらに、脳内サイトカインが上昇していることも分かりました。これは、脳内で炎症性のマーカーが上昇していることが影響し、アルツハイマー病分子病態を悪化させたのではないかと考えています。抜歯の場合は、歯周病と違い、

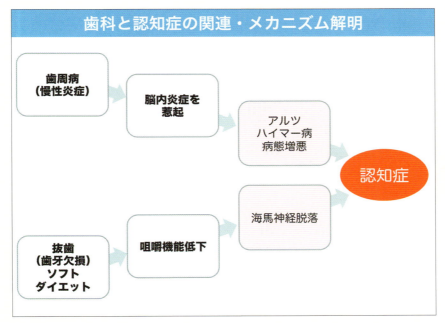

スライド-19
歯周病や抜歯、ソフトダイエット（液体食）が認知症をきたすことを、マウスを使った研究で明らかにした。さらに、同じ歯科疾患であっても、歯周病と抜歯やソフトダイエットでは、認知症を誘発するメカニズムが異なることを明らかにした。

アミロイドβの沈着には差がなく、アルツハイマー病を悪化させることはありませんが、認知機能障害を引き起こしました。原因を調べると、海馬の神経細胞の数が明らかに減少しており、これにより認知機能障害が起きたと考えています（スライド-18）。つまり、歯周病と抜歯は、別のメカニズムで認知機能障害をもたらすということです。

ソフトダイエットでは、暗室テストを液体食と固体食で行ったところ、固体食のマウスは暗室に入らないのに対し、液体食のマウスは暗室に再び入ってしまったことから、認知機能障害が起きていることが分かりました。このマウスもやはり、海馬のCA1,CA3領域では、明らかに神経細胞が少なくなっていました。歯科疾患との関係では、歯周病の炎症は脳内に波及し、アルツハイマー病分子病態を悪化させる原因であること、また、抜歯とソフトダイエットによる認知機能障害は、アルツハイマー病分子病態とは関連がなかったが、海馬の細胞減少を引き起こした結果によって起きていることが明らかになりました（スライド-19）。後者のルートについては、例えば三叉神経求心路を介したルートの問題なのか、あるいは咀嚼筋の動きが低下することによる問題なのかについては今後の研究が必要になりますが、いずれにしても私たちの基礎研究結果からは、咀嚼の低下が、アルツハイマー病の病態には関係なく、直接認知機能障害を引き起こすのではないかと考えられます。今後は、歯周病の予防や口腔ケアによる介入、咀嚼リハビリなどにより咀嚼そのものを増強させる介入によって認知症を防げるか、といった臨床研究にも取り組んでいきます。

参考文献
1) 「国立長寿医療研究センター・老化に関する長期縦断疫学研究」（NILS-LSA）の8年間の縦断的観察から）
2) 日本社会事業大学大学院教授 今井幸充 監修『介護ノート』
3) Hiroshi Oue, Yasunari Miyamoto, Shinsuke Okada, Katsunori Koretake, Cha-Gyun Jung, Makoto Michikawa, Yasumasa Akagawa. Tooth loss induces memory impairment and neuronal cell loss in APP transgenic mice. Behavioural Brain Research 252：318-325；2013.

基調講演2

認知症施策推進総合戦略（新オレンジプラン）と歯科医療

東京都健康長寿医療センター研究所　専門副部長　**平野 浩彦**

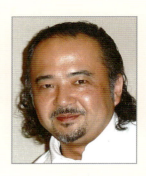

（ひらの　ひろひこ）　日本大学松戸歯学部卒業 医学博士。東京都老人医療センター歯科口腔外科 研修医、国立第二病院 口腔外科 研修医を経て、1992年から東京都老人医療センター 歯科口腔外科主事。同センター医長を経て、2009年から現職。

　歯科医師の立場から、「認知症の臨床にどのように対応すれば良いか」「どのような考えを持って取り組めば良いか」を取り上げるとともに、2015年1月に新たに策定された「認知症施策推進総合戦略（新オレンジプラン）」についても解説していきます。

　本題に入る前に、高齢者、特に要介護高齢者の方々の口腔を取り巻く状況について簡単に取り上げます。歯科の専門職による口腔ケアが、誤嚥性肺炎の予防につながること、また、口腔機能に問題を抱えた患者さんに、「どういう食事を、どのようにご提供したら良いか」などということは、もはやこの場で説明する必要もないくらいに標準化された分野となりました。それにも関わらず、口腔衛生管理や食の支援において、要介護高齢者に「認知症」というたった3文字がついてしまうと、状況は大きく変わります。例えば、「入れ歯がなくなってしまった」、「衛生管理をしようとしても口を開けてくれない」など、歯科界がこれまで積み上げてきたインフラが通用しないケースが数多く出てきます。その問題に対応するためには、何よりも認知症の理解を深めていくことが大切です。そのことをふまえ、以下のテーマに従って解説していきます。

【テーマ】
1）認知症を取り巻く環境
2）認知症の病態を理解しましょう
3）認知症の中核症状と周辺症状
4）認知症の方の行動を理解するために
5）アルツハイマー型認知症の進行とは
6）いつ何が起こるのか

1. 認知症を取り巻く環境

　厚生労働省研究班の調査発表によると、認知症高齢者は全国で約462万人、認知症予備軍（MCI＝軽度認知障害）は、約400万人と推計されています（2012年時点）。認知症とその予備軍を合わせれば、約862万人にものぼります。この数字

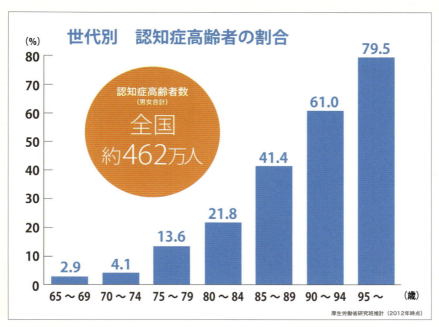

スライド-1

は、一体どれほどの規模なのでしょうか。例えば、高血圧の方は、全国で約800万人、糖尿病は約230万人（隠れ糖尿病も含めると約400万人）と推計されています。つまり、認知症高齢者の人数は、高血圧や糖尿病の数字に匹敵するものなのです。認知症は決して他人事ではなく、とても身近な病気であることを認識しなければなりません。

スライド-1は、年齢層別に認知症高齢者の割合を示したものです。最初に注目すべき点は、65歳～89歳までの割合です。65～69歳が2.9％、70～74歳が4.1％、75～79歳が13.6％、80～84歳が21.8％、85～89歳が41.4％と、年齢を重ねるほど倍々に割合が増えています。次に注目すべき点は、90～94歳の61.0％、そして95歳を過ぎると79.5％の割合にまでのぼることです。つまり、90歳代では、約6～8割の人が認知症であることが分かります。

WHO（世界保健機関）の報告によると、世界の認知症患者数は今後ますます増え続けていき、2030年には7,600万人、2050年には1億3,500万人もの人々が認知症患者になると推測されています。また、発展途上国は、先進国に比べて非常に早いスピードで認知症患者が急増しています。そうした中で、先進国の一国である日本は、認知症に対する問題をしっかりとクリアし、その研究成果を、アジアをはじめとした発展途上国に広げていく役割を担っていることも理解しなければなりません。

2013年、イギリスで開催されたG8サミットでは、認知症対策についての会議が同時に開催され、大きな注目を集めました。認知症に対して、各国それぞれで取り組むのではなく、国と国が協力しながら国際的に対応しなければならない、いわゆるGlobal Action Against Dementiaが掲げられ、共同声明が発表されました。現在、世界で認知症の治療や介護にかかる費用は約60兆円を超えています。今後ますます、認知症の方は増え続けていきます。発展途上国はもちろん、先進国にとっても経済的に大きな課題であることは間違いありません。この認知症に対する国

基調講演2

認知症の容態に応じた適時・適切な医療・介護等の提供
認知症施策推進総合戦略（新オレンジプラン）より

【基本的な考え方】
・容態の変化に応じて医療・介護等が有機的に連携し、適時・適切に切れ目なく提供

発症予防　発症初期　急性増悪時　中期　人生の最終段階

・早期診断・早期対応を軸とし、妄想・うつ・徘徊等の行動・心理症状（BPSD）や身体合併症等が見られても、医療機関・介護施設等での対応が固定化されないように、最もふさわしい場所で適切なサービスが提供される循環型の仕組み

① 本人主体の医療・介護等の徹底
② 発症予防の推進
③ 早期診断・早期対応のための体制整備
　・かかりつけ医の認知症対応力向上、認知症サポート医の養成等
　（新）・歯科医師・薬剤師の認知症対応力向上
　・認知症疾患医療センター等の整備
　・認知症初期集中支援チームの設置

【かかりつけ医認知症対応力向上研修の受講者数（累計）】（目標引上げ）
　現行プラン：2017（平成29）年度末 50,000人 ⇒ 新プラン：60,000人
【認知症サポート医養成研修の受講者数（累計）】（目標引上げ）
　現行プラン：2017（平成29）年度末 4,000人 ⇒ 新プラン：5,000人
【認知症初期集中支援チームの設置市町村数】（目標引上げ）
　新プラン：2018（平成30）年度からすべての市町村で実施

スライド-2

　際的な取り組みは、継承サミットとして、2014年9月にカナダ、そして、2014年11月に日本で開催されました。それを受け、わずか2ヵ月後、2015年1月27日に、新オレンジプラン（認知症施策推進総合戦略）が策定されたのです。新オレンジプランの中で特に注目すべき点は、「歯科医師の役割」が明記されたことです。オレンジプランの7つの柱のひとつ「認知症の容態に応じた適時・適切な医療・介護等の提供」の中で、「早期診断・早期対応のための体制整備」が掲げられ、その中に「歯科医師、薬剤師の認知症対応力向上」という項目が明記されました（スライド-2）。2016年度からはカリキュラムが実施されますが、厚生労働省もすでに事業を立ち上げ、日本看護協会、日本薬剤師会、日本歯科医師会に声を掛け、来年度に向けた研修のカリキュラムを作成しています。2016年3月に全国の歯科医師を集めた研修を実施する予定です。対応力を身につけていただいた上で、その後は歯科医師の方々が全国各地で研修内容を広めていくことを想定しています。2013年にイギリスで開催されたG8サミットにはじまり、認知症に対するアクションは今や世界規模で広がり、日本でも新オレンジプランを中心とした具体的な取り組みが動き始めています。

　また、オレンジプランでは、地域でしっかりと認知症の方を支えるケアパスづくりに対しても明記しています。例えば、認知症の発症期では、医師による診断と、歯科医師、歯科衛生士を含めた認知症初期集中支援チームによるケアなど、認知症の状態に応じた適切な介護・医療サービスの提供について示しています。このことからも、歯科医師の先生方は、地域の中で認知症の方を支えていくための大切な役割を担う、キーパーソンであることが分かります。

2. 認知症の病態を理解しましょう

　国を挙げた認知症に対する動きを受けて、歯科医療従事者は何をしていかなければならない

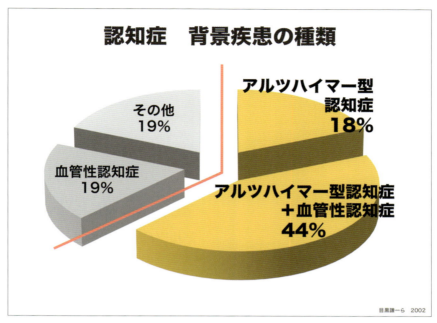

スライド-3

か。その答えは、認知症をしっかりと理解することだと考えています。よく「認知症の方に口を開けていただくには、どうしたら良いでしょうか」という質問を受けます。しかし、これに関しては正直なところ、明確な答えはありません。患者さんのパーソナリティもありますし、誰にでも当てはまる簡単な方法は存在しません。だからこそ、「認知症の方は、なぜあのような行動を起こすのか」ということを理解し、対応することが大切になるのです。

スライド-3は、認知症における背景疾患の種類です。1番多いのがアルツハイマー型認知症、2番目が血管性認知症となり、その他の中で、にわかに増えているのがレビー小体型認知症です。また、もうひとつ日本で多いのは、前頭側頭葉変性症です。レビー小体型認知症の割合は、全体の約10％、前頭側頭葉変性症が数％程度といわれています。アルツハイマー型とレビー小体型、前頭側頭葉変性症の3つの認知症をまとめて、変性疾患をベースとした「変性性認知症」といい

ます。それに対して「血管性認知症」の場合には、出血ないし梗塞、特に梗塞がベースにある認知症で、他の認知症とは病態の進み方が異なります。アルツハイマー型認知症の場合には、大脳皮質が量的に萎縮していく、ないしは、質的な問題として、アミロイドβ蛋白などが原因で起こる老人斑や神経原線維変化、本来あるべき神経細胞の脱落がみられるようになります。

なぜ、アルツハイマー型認知症と、血管性認知症の進み方は違うのか。それは、アルツハイマー型認知症は、「変性性認知症」だからです。「血管性認知症」の場合、普通に生活している方は、段階的に症状が悪化していきます。しかし、アルツハイマー型認知症の場合は、発症してしまうと症状は悪化していく一方になります。また、「血管性認知症」の場合は、現在、効果的な予防法があります。脳卒中の発症を抑えるという観点から考えれば、出血系の場合は血圧を落としたり、梗塞系の場合は血小板をコントロールしたり、心原性の血栓が飛ぶような場合は抗凝固療法な

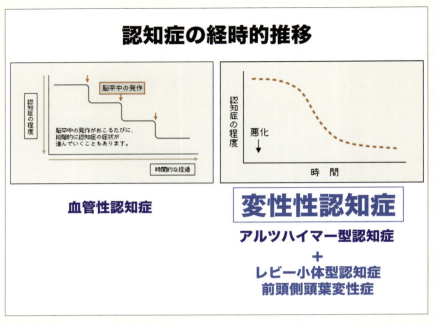

スライド-4

ど、抗血栓療法といった対処がイメージできるため、ドラスティックな変化は予防できる可能性があります。しかし、アルツハイマー型認知症は、発症してしまうと症状は悪化する一方であり、最終的には死亡という転帰を迎えます（スライド-4）。そのため、変性性疾患を原因とした「変性性認知症」であるアルツハイマー型認知症、レビー小体型認知症、前頭側頭葉変性症と、「血管性認知症」は峻別して考える必要があります。もちろん、この2タイプの認知症の混合タイプもありますが、基本的には、「変性性認知症」と「血管性認知症」を峻別して考えることが、効果的なアプローチの方法につながります。

アルツハイマー型認知症は、次のように定義されることが多いです。

＜アルツハイマー型認知症の定義＞
■ 2つ以上の面で脳の働きが悪い
■ 半年から1年間の間に悪くなっている
■ 職業生活や社会生活に支障が出てくる

アルツハイマー型認知症は、同時多発的に脳の萎縮が起こってきます。海馬がある脳の底面から、頭頂に上がっていくような順番で萎縮が進行しますが、そのような中で記憶障害や実行機能障害、見当識障害といったものが起こります。そのような多面的な障害が、半年から1年という非常に短いスパンで進むのがアルツハイマー型認知症の特徴です。そして、一番の問題は、このような脳の変性によって、職業生活や社会生活に不具合をもたらすことです。言い換えれば、日常生活に支障がない場合、決して怖い病気ではないのです。さまざまな脳の機能障害をお持ちの方が、日常生活の中で不具合が出なくなる環境をいかに作るか、そういった視点が今、私たちに求められていると考えています。

3. 認知症の中核症状と周辺症状

認知症の方に対するイメージは、さまざまなものが挙げられます。例えば、「子どもに対して

> ## 見当識障害
>
> 認知症の初期の症状として見られるのが、記憶障害と見当識障害。
>
> 見当識とは、今日は何月何日であるかとか、何時であるかなどの時間や、今自分がいる場所はどこなのか、また誰と話をしているかなど、自分が置かれている状況を認識することをいいます。
> これが正確に認識できなくなることを見当識障害といいます。

スライド-5

"あなたはどなた？"と言う」「見えないものが見える」「意味不明な言動」「意味もなく歩き回る」「探し物が見つからず怒る」「お前は泥棒だと言う」「突然、興奮する」「突然、怒り出して殴りかかる」「汚物いじり」など。その中で、例えば「お前は泥棒だ」と言うことは、物がなくなって不安になり誰かのせいにしてしまうなど、認知症の方に限らず誰の思考回路でも起こりうることです。

また、認知症の方が自分の子どもに「あなたはどなた？」と言ってしまうことは、認知症が重度まで進行している場合は記憶障害によるケースも考えられますが、中等度の場合では見当識障害によるものだと考えられます。それでは、見当識障害とは、一体どのようなものなのでしょうか。私たちの脳の中では、「今日は何月何日なのか、何時なのか」といった日時や、「今自分はどこにいるのか」といった場所、そして、「誰と話をしているのか」といった今自分が置かれている状況を、脳の中にファイリングしています。それによって、例えば、同窓会で久々に会った友人でも、ファイリングしているメモリーボックスから瞬間的に一致した情報を取り出し、自分との関係性を思い出させてくれるのです。このファイリングボックスが壊れた状態を見当識障害といいます（スライド-5）。言い換えれば、見当識障害によってアルツハイマー型認知症の方は、時間を浮遊しているともいえます。認知症ではない方は、今現在の時間にしか生きられません。しかし、アルツハイマー型認知症の方は、20歳ぐらいの自分（最も自分にとって充実していた時期など）に戻ったりするなど、年齢的な浮遊もみられます。それによって、さきほど例に挙げたように、自分の子どもに対して「あなたはどなた？」と言ってしまうのだと考えられます。20歳に戻った本人は子どもを産んだ覚えはないし、中年女性から「お母さん」と呼ばれることが理解できません。それを、私たちがしっかりと理解しないと、認知症の方との会話は成り立ちません。さまざまな情報が一面に広がり、自由な発想、自由な立場で振る舞

基調講演2

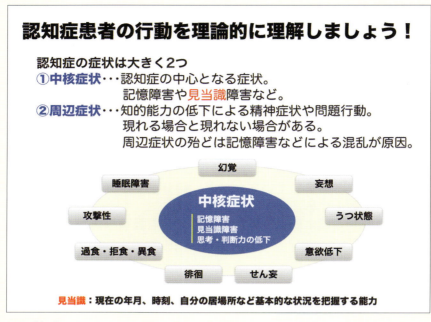

スライド-6

う認知症に対し、「どのようなイメージを持つか」ということが大切になります。

認知症の症状は、「中核症状」と「周辺症状」の2つに分けられます（スライド-6）。さきほど取り上げた見当識障害や記憶障害は、脳が障害されて直接的に現れる高次脳機能障害で、認知症の中心となる症状ということで「中核症状」と呼びます。中核症状により、認知症ではない方との日常生活において、価値観の違う行動を起こしてしまいます。

幻覚、妄想、洗脳、徘徊、過食、攻撃性、睡眠障害などを「周辺症状」と呼びます。中核症状をベースとして生じる日常生活での行動になります。最近では、周辺症状はBPSDとも呼ばれます（BPSD：Behavioral and Psychological Symptoms of Dementia）。ここでもう一度、中核症状（記憶障害、実行機能障害）と周辺症状（BPSD）を整理します。中核症状は、認知症と診断された方に100％出現します。例えば、物忘れ外来に行き、臨床心理士さんによるMMSE（Mini Mental State Examination）や長谷川式簡易知能評価スケールなどが行われます。そこで例えば、「今から、桜、猫、電車という3つの単語を覚えましょう」と問いかけます。その後、さまざまなタスクをこなしてもらい、再度3つの単語の想起をしてもらいます。その結果、「覚えていません」と回答した場合、短期記憶障害ありと診断されるわけです。その情報が主治医に伝えられ、「会話は成り立つが、短期記憶障害は重い」などと判断された場合、CT撮影や髄液検査などが検討されます。検査を進め、徐々に支持情報が収集されると、ご本人やご家族に「アルツハイマー型認知症の疑いが強いです」と伝えられます。つまり、中核症状は100％出現するわけです。しかし、周辺症状（BPSD）は必ず現れるとはいえません。認知症の方の1割〜2割には出現しないといわれており、実は中核症状がかなり強くても周辺症状が出ないことがあります。

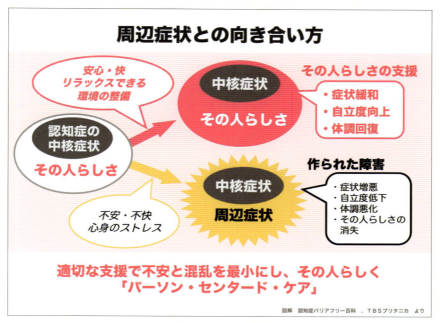

スライド-7

4. 認知症の方の行動を理解するために

次は、周辺症状（BPSD）との向き合い方についてです（スライド-7）。
＜事例：85歳男性／性格は真面目でしっかりとした人生設計も立てていた／子供は3人（妻は10年前に他界）／現在は娘家族と同居中＞

この事例では、本人も周囲も気づかないうちに、中核症状が徐々に大きくなっていました。ある日、本人が同居中の娘さんに、自宅にいるにもかかわらず「今日は自分の家に帰ろうと思う」と言いました。最初は、本人自身も変なことを言ってしまったと自覚していましたが、そのような会話の頻度がどんどん増え、毎週のように、さらに、毎日のように「自分の家に帰りたい」と言い出すようになりました。娘さんの方も毎日毎日言われると、戸惑い、混乱して、父への当たりも強くなっていきます。そうなると今度は、本人にとっても娘の態度が不快になり、不安な気持ちを抑えきれず、怒鳴ったりすることになります。これが周辺症状（BPSD）です。では、どうしてこのようなことが起こるのでしょうか。この事例の場合は、見当識障害が疑われます。しかし、もしかしたら「家」とは、自分が今住んでいる家ではなく、生まれ育った実家のことをイメージしていたのかもしれません。このようなときに、もし娘さんが父親の「中核症状」により生じた周辺症状のイメージを共有できれば、「あの家は今、台風で壊れた屋根を修理しているから、帰っても泊まれないよ」などと機転を利かせた対応ができ、本人を納得させて落ちついた状態を維持できた可能性があります。とはいえ、このように簡単に解決することだけではありません。特に、ご家族の方が面倒をみる場合は難しいものです。ご家族、特に息子さんや娘さんにとっては、愛情を注いでくれた良き父、良き母です。「なんでこんなことが分からないのか」という気持ちになってしまい、父や母に「ここはお父さんの家だってことくらいわかるでしょ？」というようなことを言ってしまいがちで

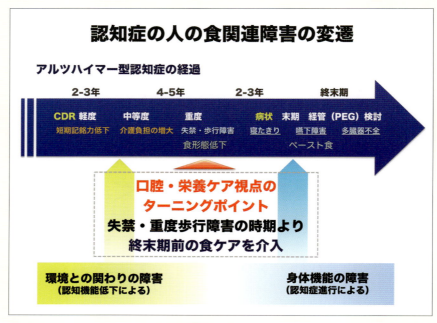

スライド-8

す。それが、認知症の方にとって不快な感情を生み出す原因になる可能性があるのです。中核症状をどう考え、それに対してどのように見当識障害に対応していくか。これは、非常に難しい問題です。イギリスのトム・キットウッド先生は、認知症の方を一人の人として尊重し、その人の視点や立場に立って理解し、ケアを行うとする「パーソン・センタード・ケア」という考え方を提唱しています。

5. アルツハイマー型認知症の進行とは

アルツハイマー型認知症は、軽度から中等度、重度へと進行し、最終的にお亡くなりになられますが、各経過それぞれの年数は、発症年齢などによって個人差があります（スライド-8）。最初は短期記憶障害が起こり、それから介護の負担が増大します。この時期に認知症が進行し、さまざまな高次脳機能障害が出現することで、周辺症状（BPSD）が非常に大きくなります。もう少し症状が進行すると、失禁や歩行機能障害といった身体の障害が出現し、ベッドやお布団周辺での生活が中心となります。末期になると、アルツハイマー型認知症の場合は嚥下障害が出現します。軽度から中等度に現れる障害は、その方が生活してきた「環境との関わりの障害」です。さらに症状の悪化が進行すると、「身体機能の障害」が出現しますが、その前に軽度・中等度から末期へ移行する間の混合時期があります。それは、「環境との関わりの障害」から、「身体機能の障害」にシフトチェンジするターニングポイントであり、失禁や歩行機能障害が顕在化してきた時期です。口腔機能、口腔衛生管理、栄養マネジメントなどに関わる方々は、このターニングポイントを、しっかりと理解しておく必要があります。

例えば、自分でも食べない、介助をしても食べない症状が2、3日も続くと、ご家族や介護士の方は心配になります。このような症状が、「環境との関わりの障害」なのか「身体機能の障害」な

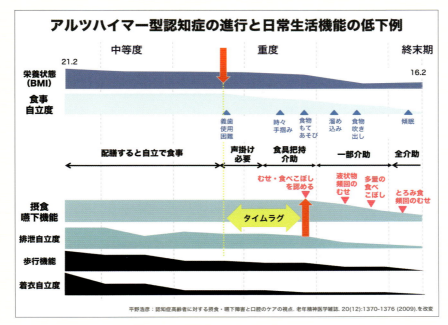
スライド-9

のかを評価することが重要です。アルツハイマー型以外の認知症であるレビー小体型は、パーキンソン病とほぼ同じスペクトラム上にある疾患です。特に重視したいのは、アルツハイマー型認知症は、かなり症状が進行した状態で嚥下機能障害が出てくるのに対し、レビー小体型認知症の場合は、早い時期から嚥下機能障害が出てくることです。認知症の種類によっても、その進行によって生じる障害の様相は異なります。

6. いつ何が起こるのか

アルツハイマー型認知症の摂食嚥下障害

　アルツハイマー型認知症の中核症状である記憶障害と失行・失認・失語、および実行機能障害は、食事の場面において、時間経過や食事環境、提供された食物などを把握することを困難にします。摂食機能については、アルツハイマー型認知症の中等度から重度にかけて、Leopoldの摂食・嚥下5期モデルでいう「先行期・準備期・口腔期」の障害が顕在化し、自立摂食機能低下が進行します。認知症が進行しADLが著しく低下すると嚥下機能低下が顕在化し、それに伴い栄養状態も低下していきます。この自立摂食機能低下と嚥下機能低下のタイムラグが、アルツハイマー型認知症の摂食嚥下障害の特徴と考えられています。すなわち認知機能障害による「環境との関わりの障害」と「身体機能の障害」がそれぞれ顕在化する時期の間のタイムラグとなります（スライド-9）。

　「環境との関わりの障害」の段階では、見当識障害、注意の維持・分割・転導の障害、実行機能障害、理解力の低下などで、時間の感覚や食具の使い方、また食べ方が分からなくなる等の困難が生じます。さらに、食べている物がどういう質感なのか、どういった動きをするべきか、食べ物の流れ等を予測した動きが困難となり、嚥下に適した状態までの処理が不完全なまま食物が咽頭に入ってしまう可能性が高くなります。

基調講演2

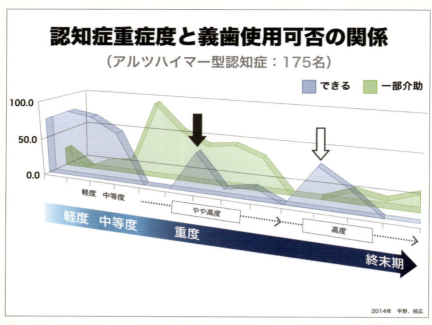
スライド-10

この段階では、実際に咽頭反射や嚥下反射など咽頭の機能そのものに大きな問題がなくても、呼吸や会話との協調運動の障害による誤嚥が起こりやすく、いわゆる「広義の嚥下障害」が起こる状態であると考えられます。実際に嚥下造影による、アルツハイマー型認知症と血管性認知症の摂食嚥下障害の比較では、アルツハイマー型認知症は血管性認知症よりも咽頭期嚥下障害が少ないが、アルツハイマー型認知症では咽頭期嚥下障害より以前に口腔期障害や大脳皮質変化が出現し、結果的にむせ込みが生じると報告されています。この点が脳血管障害の後遺症である血管性認知症と、変性性認知症であるアルツハイマー型認知症の嚥下障害における大きな違いです。

義歯の使用困難

スライド-10は、アルツハイマー型認知症の重症度に伴う、義歯使用可否の状況を表したものです。症状が"やや高度"に移行する時期から義歯の使用に対して介助が必要となり、"やや高度"後半になると義歯の使用が困難な方が増加する傾向にあります。義歯の使用困難や拒否により、一度義歯を外したケースでは、その後長期にわたり義歯が外されていることが多く、再装着を試みられないことがほとんどです。自験・知見では、"やや高度"後半では使用困難な割合が高くなりますが、"高度"前半では約半数の方が、再度義歯の使用が可能になりました。この結果は、認知症の進行によって義歯の装着が困難となり義歯を外した場合でも、再度装着を試みることが認知症歯科治療の視点としては必要になることを示しています。

義歯の使用困難は、認知症ケアの現場においても大きな問題です。特に残存歯数が少ないケースでは、義歯の使用困難のため著しい咀嚼機能低下、さらに無歯顎では食事の摂取自体が困難となるケースもあり、低栄養、脱水のリスクが高まります。このような場合は、義歯が使用困難となった背景を把握し、対応することになり

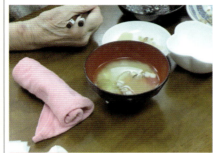
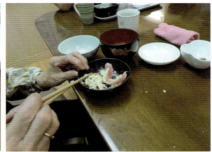

義歯の使用困難事例

義歯を汁物に入れてしまっている　　義歯を出し皿の上で除けてしまっている

スライド-11

ますが、その背景は、義歯不適合による違和感や疼痛など歯科治療で対応できるものから、義歯を異物として認識してしまい外してしまうケース（スライド-11）など多岐にわたり、対応が難しくなることが多くなります。

狭義の嚥下障害、溜め込み

アルツハイマー型認知症がさらに進行すると、口腔顔面失行の進行とともに、口腔内に入った食物の咀嚼や食塊形成、移送の協調運動が不良になり、同時に徐々に咽頭の反射も低下し、「身体機能の障害」が顕在化します。それに続いて、廃用性委縮による口腔咽頭の機能低下、認知症の進行による嚥下反射や喀出反射など咽頭反射の障害が顕在化し、咽頭期の障害による「狭義の嚥下障害」が生じることになります。

「身体機能の障害」が顕在化するこの時期では、介助摂食であっても顔面口腔の失行により開口できず、一見拒食のようにも思われる行動がみられます。また、食事が口腔内に入っても、咀嚼のみならず移送（送り込み）や嚥下反射も遅れ、いわゆる「溜め込み」の症状がみられます。嚥下反射が遅延している間に流動食が喉頭に侵入すると、むせ込みがみられますが、さらに喀出反射が低下すると不顕性誤嚥（むせのない誤嚥）、湿性嗄声（がらがら声で「ヴ～」とうなるなど）、呼吸切迫がみられ、発熱、肺炎のリスクが高まります。

摂食開始、継続困難への対応

中等度のアルツハイマー型認知症では、食事を自分で開始することができずに、自立摂食困難と判断され、介助摂食となる方も少なくありません。このようなケースでは、アルツハイマー型認知症の方が、食卓の環境や食物の位置、品数、食具の使い方に混乱し、食事開始への"きっかけ"をつかみ損ねてしまい、自立摂食開始困難となるケースも頻繁にあります。私たちの研究調査では、アルツハイマー型認知症の方の自立摂食行為が困難になる要因として、認知症重症度や

基調講演2

嚥下障害の他に、「摂食開始困難」が強く関わっていることが分かっています。

　例えば、食事を前にしてどうしたら良いか分からなくなり、困ったようにキョロキョロ周囲を見渡していたり、食具の使用方法がわからない様子がみえた場合は、見当識障害や失行・失認等の困難が考えられます。食事中に他の何かに気をとられてしまったり、中断時に食事で遊んでしまったりする場合などは、注意の維持が困難であると推察されます。一方、食事を配膳されても、食事の時間であることを認識できていなかったり、食卓周囲の別の何かに気をとられ、食事に対して注意を向けることができない場合、注意の分割・転導の困難が疑われます。アルツハイマー型認知症では、初期の段階から注意の分割と転導が障害されるといわれています。

　上記のように、食事を提供した際に混乱している様子があれば、食卓から食事以外の目につく物品を片づけ、柄や文字などのないシンプルな皿での提供を試みると、食事に集中しやすくなります。他の施設利用者の声などに気をとられるようであれば、壁際にテーブルを置いて一人で食事をさせると、目の前の食事に集中しやすくなります。また、食事の品数が多いことで混乱する様子がみられたら、一品にすることも有効となります。

　アルツハイマー型認知症では、社会性があるために「取り繕い」をしてしまいます。困っていることを表現するのではなく、なんとか周囲の人の模倣をして問題なく見えるように振る舞うことも見受けられます。もちろん周りを見渡し、うまく模倣して食事が始まればそのままで構いませんが、食事を始められなかった場合は、介助者が声をかけて誘導するか、食具を正しく持つようにサポートし、適切な動きのきっかけを支援する必要があります。

機会誤嚥にも注意

　咽頭・喉頭に問題がなくても、食物の認識違いや注意力散漫、口腔内の舌や顎、頬の動きの巧緻性の低下によって、むせる場面は高い頻度でみられます。食物認知が不的確であると、口腔内で固形部分と水分が分離し（果物を口に入れて押しつぶした途端、果汁があふれ出るように）、その水分が思いがけず喉に流れ込むことでむせてしまうケースもあります。また、会話をしながらの摂食では、嚥下と吸気のタイミングが合わない状態になることもあり、誤って食渣を吸いこんでしまい、むせることもしばしばみられます（機会誤嚥）。このような協調運動の低下は、認知症の進行による食物認知の障害や、食物処理プランニングの障害、処理過程の障害によって、よりいっそう起こりやすくなります。

　以上のようなことを介助者が把握する必要があり、アルツハイマー型認知症の方が自立摂食していても、このような機会誤嚥があることを念頭においた観察が必要になります。また、介助摂食している方であれば、口腔内での処理速度・容量を超えて食物を入れてしまうと同様のことが起こりやすいため、口腔内での食物処理の様子をうかがいながら介助する必要があります。

つめこみ、溜め込みへの対応

　自立摂食困難によって介助摂食が必要となった重度のアルツハイマー型認知症では、口腔内の食物認知が困難になります。また、嚥下反射の低下もあります。このようなことを念頭において観察することが大切です。口腔内の食物を感じるための感覚や味覚が障害されているうえに、舌や顎、頬を動かす筋肉の力が弱く、失行も出現している場合、口腔内の食物を処理できずに動きが止まってしまう例も多くあります。

口腔内に食物をとり込む意思がなくても、介助スプーンが唇に近づけば反射的に開口してしまう状態になっているケースも頻繁にみられます。このような場合、嚥下を確認しないまま次々と介助してしまうと、処理可能な量を超えた食物が口腔内に溜まり、いっそう嚥下反射が起こりにくくなってしまいます。口腔内に食物を溜め込んでしまい、嚥下できないようであれば、いったん口腔内の食物をかき出してしまい、呼吸を整えることも必要です。咀嚼や押しつぶし（マンチング）の動きがみられなくなったら、頬や顎の下をマッサージしたり、唇や口腔内をスプーンや指で刺激したりすると、動きが再開する例もあります。

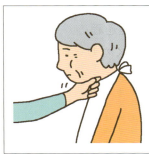

口に食物を溜め込んでしまって飲み込まない
⇒頬や顎の下をやさしく上に押すようにマッサージし、嚥下反射を促す

食事中の覚醒低下の対応

食事中に覚醒が低下するケースでは、口腔内に食物が残ったまま摂食中断になる場面を良く目にします。このようなとき、口腔内に食渣があるままでは就寝中の不顕性誤嚥、さらに誤嚥性肺炎のリスクが高まるため、必ず就寝前に口腔内の食渣を取り除く必要があります。食事中の覚醒を維持するためには、食事以外（特に夜間）の睡眠・活動量のコントロールも重要になります。しかし、全体的な覚醒が低下している時期では、食事中の覚醒低下時に無理に摂食を継続せず、覚醒の良い時間に補助栄養を追加する、または食事時間を短縮できるように濃厚栄養食の導入を検討することも必要になります。

円滑なケアを行うために

変性性認知症の方への円滑なケアを行うためには、「いつ、どのステージで、何が起こるのか」ということをしっかりと理解し、「こんなことが起きたら、こんな風に対応しよう」と予知性をもった対応が大切になります。

よく歯科医師は「先生たちは口ばかりを診て、全身を診ていない」と言われます。もちろん、これは認知症の場合も同じで、「木を見て森を見ず」という視点にならない診療が必要です。そして、もうひとつ、「その森がどのような季節感をもっているか」ということを考えなくてはなりません。変性性認知症の症状は、季節のように春夏秋冬と早いスピードで変化しています。万が一、私たちがその季節感を誤認してしまったときが大きな問題です。今、森の中での私たちの役割は、どのようなものなのか。その部分をしっかりと理解したうえで、歯科医療に取り組むことが大切だと考えています。

参考文献
1) 厚生労働省仮訳G8認知症サミットディクラレーション（宣言）．http://www.ncgg.go.jp/topics/dementia/documents/G8_DEMENTIA_SUMMIT_DECLARATION_JP.pdf
2) 厚生労働省「認知症施策推進5か年計画（オレンジプラン）」http://www.mhlw.go.jp/stf/houdou/2r9852000002j8dh.html
3) 平野浩彦（主任研究者）：平成25年度厚生労働科学研究費補助金（長寿科学研究開発事業）研究　要介護高齢者等の口腔機能および口腔の健康状態の改善ならびに食生活の質の向上に関する研究（H25-長寿-一般-005）報告書
4) Edahiro A, Hirano H, Yamada R, Chiba Y, Watanabe Y, Tonogi M, Yamane GY.Factors affecting independence in eating among elderly with Alzheimer's disease.Geriatr Gerontol Int. 12（3）:481-90.2012
5) 平野浩彦編著、枝広あや子、野原幹司、坂本まゆみ：認知症高齢者への食支援と口腔ケア　ワールドプランニング　2014年

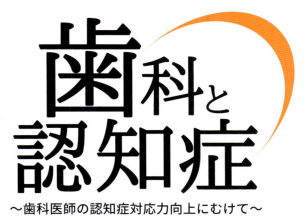

歯科と認知症
~歯科医師の認知症対応力向上にむけて~

講演

講演1
認知症サポーターとキャラバン・メイト
吉岡 裕雄
(日本歯科大学新潟病院 訪問歯科口腔ケア科 助教)

講演2
認知症患者の口腔内環境と歯科治療 ~歯科在宅診療の日常臨床から~
福井 智子
(東京都杉並区歯科保健医療センター医長 生命歯学部非常勤講師)

講演3
認知症患者の口腔ケアと訪問歯科診療
白野 美和
(日本歯科大学新潟病院 訪問歯科口腔ケア科 准教授)

講演4
認知症患者の摂食嚥下障害とリハビリテーション
須田 牧夫
(日本歯科大学 講師 口腔リハビリテーション多摩クリニック 医長)

パネルディスカッション

講演 1

認知症サポーターとキャラバン・メイト

日本歯科大学新潟病院 訪問歯科口腔ケア科　助教　**吉岡 裕雄**

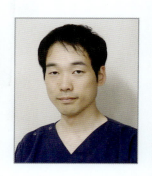

（よしおか　ひろお）2007年に日本歯科大学 新潟生命歯学部卒業、その後、日本歯科大学 大学院新潟生命歯学研究科 顎口腔全身関連治療学（口腔外科学講座）卒業。日本歯科大学新潟病院 総合診療科の助教を経て、2014年から現職。認知症などの高齢者の訪問歯科診療に従事。

認知症サポーターをご存知ですか？

　認知症サポーターとは、認知症の方やご家族の方々を温かく見守る応援者です。特別なことをするわけではなく、特別な資格でもなく、何か責任を負うものでもありません。

　認知症サポーターは、まず認知症を科学的に学び、偏見を持つことなく、認知症の方やご家族の方々の気持ちを理解することから始まります。その上で、もし困っている方を見かけたら、自分のできる範囲で手助けをします。その他にも、例えば、友人やご家族の方に認知症のことを教えたり、地域で認知症を支えるリーダーとしての役割を担ったり、活動は多岐にわたります。

　認知症サポーターは、現在、全国で約660万人に達しております（2015年9月時点）。認知症サポーターになるには、認知症サポーター養成講座に参加し、1時間ほどの講義を受けます。その後、受講した方全員に、認知症サポーターの目印であるオレンジリングが配られます（スライド-1）。これは、「認知症の方を支援します」という意思の証です。オレンジリング以外にも、サポーター養成講座を開催した団体には、ロバ隊長のぬいぐるみキャラクターが印字されたステッカーが配られます。歯科医院に来られる認知症の方や、そのご家族の方々は、「ちゃんと治療を受けることができるだろうか」「迷惑にならないだろうか」という心配を常に抱えています。そのような方々にとって、オレンジリングを着けているスタッフや、認知症サポーターステッカーの存在は、とても大きな安心につながります。実際、新潟病院でも実施していますが、オレンジリングを目立つように着けて院内を歩いたりするだけで、ご家族の方々に安心感を与えることができていると感じています。

　認知症サポーターの育成を担い、自治体と協働して地域や職場、学校などで講師役を務める方をキャラバン・メイトといいます。キャラバン・メイトになるには、市町村で開催する養成研修を受けることになります。厳密には受講資格が

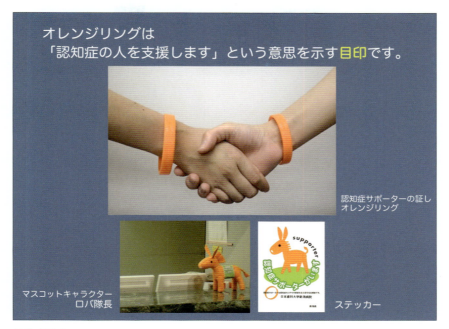

スライド-1

定められていますが、歯科医師であれば問題なく受講することが可能です。研修は1日コースとなり、認知症の一般的な知識や対応法、養成講座の企画・運営の方法などを学びます。研修が終わると、修了登録の番号が与えられ、キャラバン・メイトの資格を得られます。現在は、約11万人の方がキャラバン・メイトとして登録されています(2015年9月時点)。認知症サポーター養成講座は、基本カリキュラムや基本教材に沿って、キャラバン・メイトが内容をコーディネートし、住民、民生委員、町内会や職場、学校というように、それぞれの団体で適切な講座を開催しています。認知症サポーター養成講座の一番のポイントは、受講者全員にオレンジリングを渡すことです。

認知症サポーター養成講座の開催にあたっての主な流れを説明します。自治体で定期的に開催している養成講座もありますが、それはあくまで一般向けの内容になります。例えば、歯科医院向けの内容で開催したい場合は、キャラバン・メイトの方と一緒に自主開催をします。計画は難しいものではありません。開催場所の自治体に、キャラバン・メイトが1ヵ月前に概要や計画表を提出し、対象者向けにアレンジした教材・グッズを準備していきます。対象者向けにアレンジすることが大きなポイントです。養成講座を開催した後は、自治体に養成講座実施報告書を提出して終了となります。

認知症の方が、安心して暮らせる町づくりへ

次に、どのようにして「認知症サポーターキャンペーンが行われているか」について説明します。

2004年、痴呆から認知症へと呼称が変更されました。それをきっかけに、2005年、厚生労働省から「認知症を知り地域をつくる10ヵ年」の構想が発表され、「認知症を知る1年」と位置付けられました。中間年である2009年度は、「認知症についての理解者(地域のサポーター)が約100

講演 1

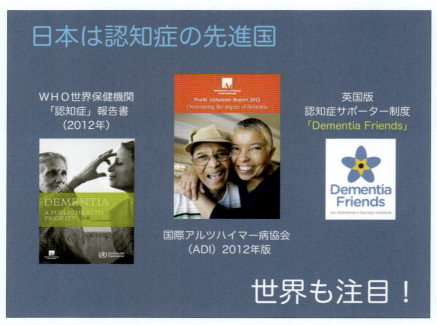

スライド-2

万人に達し、認知症の方が安心して暮らせるモデル地域をいくつか作ること」が目標に掲げられました。10ヵ年計画の最終年(2014年度)は、「認知症サポーターが地域に数多く存在し、認知症になってもすべての町が安心して暮らせること」を目標としました。

この計画に合わせて、いくつかのキャンペーンが立ち上げられましたが、そのひとつが、この「認知症サポーターキャラバン」になります。立ち上げ当初は、将来的に認知症の方と認知症サポーターが1対1程度になれば、十分な役割を果たせるようになるだろうと考え、取り組んできました。しかし現在では、認知症の方が約400万人、対して認知症サポーターが約600万人にのぼります。キャンペーンによる基盤整備は十分にできたと考えてもいいのではないでしょうか。

日本は、認知症対策の先進国です。2012年には、WHO（世界保健機関）の認知症報告書、さらに国際アルツハイマー病協会の報告書に、このサポーターキャラバンが取り上げられました（スライド-2）。最近では、日本の取り組みを参考に、イギリスでも「Dementia Friends」という認知症サポーター制度が始まっており、日本の取り組みは世界でも高く評価され、注目されています。昨年、エクアドルを訪れたときに、次のようなコマーシャルが放送されているのを目にしました。スーパーマーケットの商品陳列を一晩で一気に配置転換します。翌日、いつも通りに買い物に来たお客様は、「たしかこの場所に、あの商品があったはずなのに」と自分の記憶を疑います。これは、認知症キャンペーンの一環で、自身で認知症を経験してもらうことで、認知・啓発を図ったコマーシャルです。このように、認知症に対する対策は、今や世界中で進んでいます。

認知症は、決して怖い病気ではありません

もし、「あなたは認知症になってもいいですか」と質問されたら、ほとんどの方は「どうしてもな

スライド-3

りたくない」と答えることでしょう。そのような気持ちが、ここで取り上げる内容によって、少しでも変わってくれたら嬉しいです。

そもそも、なぜ認知症になりたくないのでしょうか。「家族のことが分からなくなるのがつらい」「下の世話をしてもらうのが恥ずかしい」「意味不明な言動や徘徊によって周りに迷惑をかけてしまう」など、「認知症＝何も分からなくなる人」という、悪いイメージが一番の原因だと考えられます。では、本当に認知症の方は、何も分からなくなるのでしょうか。実は、ここに大きな誤解があります。たしかに不自由にはなりますが、全てを失うわけではありません。『五体不満足』の著者で知られる乙武洋匡さんは、本の中で「障害は不幸ではないけれど、不便である」「不便なことはたくさんあるけど、それによって偏見とか差別を受けたときに不幸を感じる」という主旨のことを書かれています。認知症も同じで、この偏見、差別を取り除くことから悪いイメージはなくなっていくのだと感じています。最近

では、「何も分からなくなる人だから、問題行動を起こす」という捉え方から、「分かることもたくさんある人だから、行動心理症状を起こしてしまう」と、ポジティブな考え方へシフトする流れになっています（スライド-3）。また、認知症を患ったクリスティーン・ブライデンさんという方が書いた自伝『私は誰になっていくの？』という本の中では、「認知症になると、何も分からなくなるのではなくて、分かりにくくなるだけです」と書かれています。自分なりに一生懸命に考えて起こした行動が、結果として、周りからみると少し問題のある行動になってしまうわけで、まずはその環境を変えてもらうことが、認知症の方々にとって最良の介護であると語られています。

中核症状と周辺症状を分けて対応する

次に、中核症状と周辺症状の対応策を考えていきます。中核症状は「仕方のない行動」、周辺

講演 1

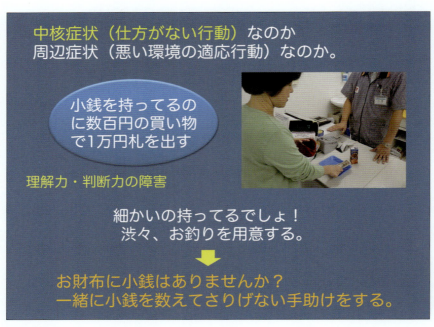

スライド-4

　症状は「環境の悪さによって起きてしまう行動」といえます。まず、中核症状の例を挙げてみます。数百円の買い物で、小銭を持っているにも関わらず、1万円札で支払ってしまうケースがよくあります。この場合、どのような対応が必要になるでしょうか。これは中核症状である、理解力・判断力の障害により起きてしまう「仕方のない行動」です。この行動に対して、嫌な顔をしてお釣りを渡すなど、相手に不快な気持ちを抱かせる態度をとってしまうこともあるかもしれません。しかし、認知症の方も、自分の行動を理解しています。本当であれば小銭で支払いたいけど、やり方が分からず、仕方なくお札を出しているわけです。そこで、対応策としては、「お財布に小銭はありませんか？」などと、一緒に小銭を探してあげることが大切になります（スライド-4）。

　次に、周辺症状の例を挙げてみます。自分の便をポケットやかばんに入れてしまうような、いわゆる不潔行動があります。この場合も、認知症の方は、排便を失敗してしまったことに対して、「恥ずかしい」「怒られるかもしれない」というような不安な気持ちを抱えています。一生懸命に処理方法を考えてとった行動であり、それに対して、「汚い」「なんで失敗するのか」などと責めてしまうと、自尊心を傷つけてしまうことになります。不潔行動は、悪い環境に対する適応行動であり、「トイレの場所が分からなかった」「ぎりぎりまで我慢していた」という状況が原因になるわけです。そこで、対応策としては、「トイレの場所を分かりやすくする」「お手洗いはいかがですかなどと、さりげなくトイレに誘導してあげる」ことが必要になります。それでも失敗してしまうときは、決して責めたりせず、黙って片付けるというのが正しい対応策になります。

大切なのは、患者さんの気持ちに寄り添うこと

　次は、日常の診療事例から認知症のことを考えていきます。訪問診療を行っていると、さま

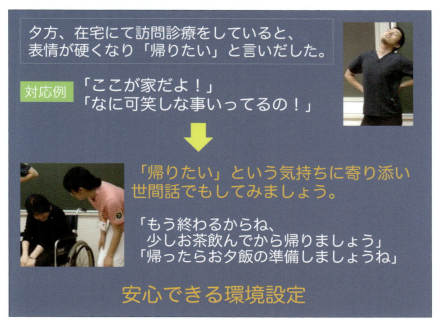

スライド-5

ざまな症例を目にする機会が増えます。その際、対応の基本となるのは、認知症の方の気持ちに寄り添い、目線を合わせて考えることです。例えば、訪問診療で認知症の患者さんが、突然「帰りたい」と言い出しました。これに対して、「ここがあなたの家ですよ」「何を言っているの？」などと突き放した対応をとるべきではありません。まず「家とはどのような場所なのか」ということを考え、その中で、誰にとっても「安心できる場所＝家」というように捉えてみます。そう考えると、認知症の方が今、安心できる場所ではないと感じているから、「安心できる場所＝家」に帰りたいと言ってしまったことが導き出されます。このように、認知症の方の帰りたいという気持ちに寄り添って、例えば「もう少しで終わるからね。お茶飲んで帰りましょうね」「帰ったら夕飯の準備をしましょうね」などと、帰ることを否定せずに、世間話でもすることが必要です（スライド-5）。

＜認知症の方に対する基本姿勢の三原則＞
1）驚かせない
2）急がせない
3）自尊心を傷つけない

これを基に、
・まずは見守る
・後ろから声を掛けない
・余裕を持って対応する
・相手の目線に合わせて優しい口調で、相手の言葉に耳を傾けてゆっくり対応する
・声を掛けるときは1人で掛ける
・穏やかではっきりした口調で話す

などといった対応をとることが重要です。大学病院の訪問診療では、教授や研修医、登院生、歯科衛生士などの大勢で行うケースがよく見られますが、その場合、患者さんに対して威圧感や不安を感じさせてしまいます。これを改善するには、認知症の方がいつも座っているポジショ

講演 1

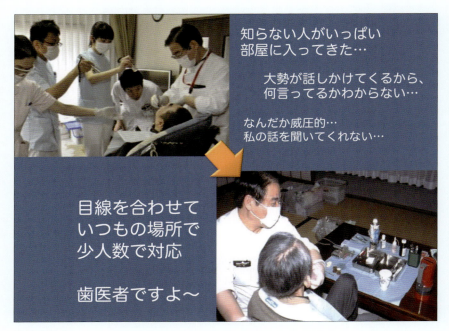

スライド-6

ンで、目線を合わせて、少人数で対応することです（スライド-6）。場合によっては、目の前に歯科器具を置いて、歯医者であること、歯科診療に来たことをしっかりアピールすることも必要です。

外来患者の場合にも注意が必要です。院内は、認知症の方にとって難しい状況ばかりです。最近、私が勤務する新潟病院では、自動受付機と自動精算機を導入しました。これは、理解力が低下している認知症の方にとっては、非常にハードルの高いものです。ATMや自動販売機が使えなくなったことで、認知症だと気付くケースもよくあります。また、院内の売店の場所が変わってしまうと、認知症の方では対応が難しくなります。院内環境とは少し内容が異なりますが、歯科医師は、患者さんと何十年にもわたってお付き合いすることがよくあります。普段の診療の中で、「いつもと違う」「何かおかしくなった」など、患者さんの変化に気付いてあげることも大切だと考えています。

これからの認知症サポーターの役割

私たちは、歯科医師である前に、一市民です。そのように考えると、まず大切になるのは、認知症の方に対して一般的な対応を身に付けるということです。よく安心できる町づくりと聞きますが、まず私たち歯科医師は、安心できる歯科医院づくりを考えていく必要があります。そこに取り組むときに、認知症サポーターやキャラバン・メイトが、ひとつのきっかけになってくれれば喜ばしい限りです。そして、認知症サポーターの大切な役割は、「認知症の早期対応のために、次につなげていく」ことです。そのために一番重要なのは、認知症の方に出会ったときに連絡するべき場所をしっかりと把握しておくことです。地域包括支援センターや、各区役所の保健課、あるいは認知症サポート医などを事前に確認していただければと思います（スライド-7）。

今後さらに、認知症の方は増え続けていきま

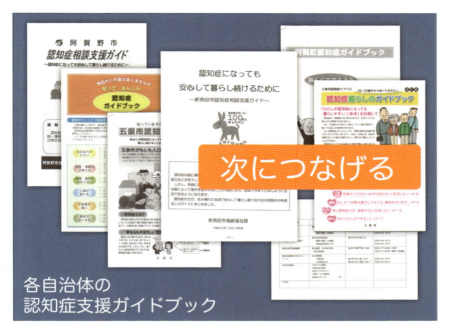

各自治体の認知症支援ガイドブック

スライド-7

す。それは、どこにいても認知症の方と出会う可能性があることを意味しています。そのとき、認知症の方に少しでも安心していただけるよう、いつも心にオレンジリングを留めて、今後も活動に取り組んでいきたいと思います。

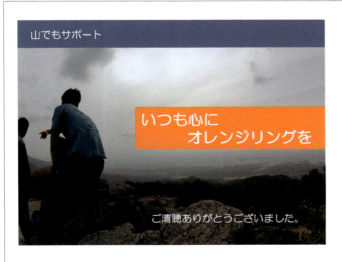

新潟の五頭山という900m位の里山で、認知症の方と出会いました。
もう夕方の4時頃で、もうすぐ日没。でも、この方は、辺りを行ったり来たりしていました。「どうしました？」とお声掛けしたら、「ここ、どこだ」みたいな状態。完全に下山できなくなっているんです。結局、麓の警察まで一緒に付き添いました。
認知症の方は、すぐ近くにいらっしゃいます。今後、歯科医院で出会う機会も増加していきます。いつも心にオレンジリングを。
いつでも・どこでもサポートするのが私たち認知症サポーターの使命です。

講演2

認知症患者の口腔内環境と歯科治療
~歯科在宅診療の日常臨床から~

東京都杉並区歯科保健医療センター医長　生命歯学部非常勤講師　**福井 智子**

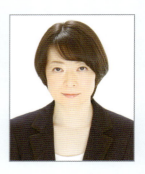

（ふくい　ともこ）1999年 日本歯科大学卒業。日本歯科大学附属病院 高齢者歯科診療科、総合診療科を経て、2011年から現職。

大切なのは、治療のタイミング

　月間約150名にもなる訪問歯科診療を行っている中で、私がいつも考えているのは「最後の訪問診療、最後の歯科診療はいつなのか」ということです。まずは実際の症例を取り上げながら、認知症患者の口腔内環境について考えていきたいと思います。

　最初の症例は、85歳の女性です。脳血管性認知症で有料の老人ホームに入所中でした。座位保持は可能ですが、歩行は困難。意思疎通は、簡単な指示に従うことができる程度です。痛みを訴え出した1週間前から食事をとることができなくなりました。そこで、老人ホームの担当看護師が不安に思い、ホームの近医に相談しましたが、そこでの対応は困難だったため、当センターに訪問歯科診療の依頼がきました。

　この方の口腔内を診断すると、一週間どころか、何週間も前から食べることができなくなっていてもおかしくないほどの状態で、上顎・下

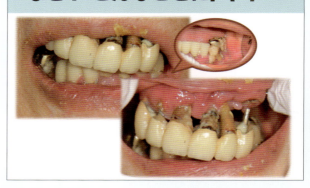

なぜ？ こんなことに...

顎の歯が動揺していました。担当看護師に、「訪問診療は受けていましたか」と伺ったところ、「5年前から毎月、訪問診療（近医とは別の歯科医院）で口腔ケアを受けていました」とのことでした。毎月、専門職による口腔ケアを受けていたにも関わらず、このような口腔内になってしまったことは、明らかに治療のタイミングを逃していると言わざるをえません。

　このように治療のタイミングを逃さないためにも、私たちが考えなくてはならないことがあ

スライド-1

スライド-2

りします（スライド-1）。それが、認知症の進行段階を考慮した治療計画を立案することです。認知症の初期、中期、後期で歯科の受療能力に差が出てきます。初期の場合は、簡単な指示には従うことができます。この時期は、徹底的に治療を行うことが大切です。不良補綴物の再治療、また、予後不良と思われる治療は積極的に抜歯することも、歯内療法を行ったり、新しい補綴物を作製したりすることもまだ可能な時期です。中期では、指示に従うことが徐々に困難となります。運動障害も顕著に現れ、咀嚼障害も発症してきます。この時期になると、う蝕や歯周病といった問題だけでなく咀嚼機能・咀嚼運動の評価も必要になってくるのです。受療能力の低減からこの時期では、義歯の修復・修理を行う程度の歯科治療に留めざるをえなくなります。後期では、咀嚼機能はある意味全廃し、疼痛をなるべく除去するための治療が主になります。時として、「入れ歯はもう使いません。必要ありませんよ」とこちら側から伝えることがあります

（スライド-2）。

それでは、なぜ治療のタイミングを逃してしまうのでしょうか。

タイミングを逃した原因は？

- 認知症患者には
  口腔ケアしかできないと思っている？

- 認知症のステージを考慮した
  治療方針がない！

- 在宅診療という環境が
  消極的な治療にした？

おそらく、介護者だけでなく歯科医師・歯科衛生士を含めた各医療職種の多くが、認知症の患者さんには歯科治療は困難で、口腔ケアしかできないと思い込んでいるからではないでしょうか。在宅診療という環境では、診療自体を積極的に行うことができず、対症療法的で消極的な治療を行わせてしまっていると考えます。初

講演2

在宅診療には限界がある？

- 自院（外来）での治療
- 専門医療機関への紹介
- 機材貸出しシステムの活用
- 診療機材のそろった歯科医院への紹介

スライド-3

在宅診療には限界がある？

- 機材貸出しシステムの活用

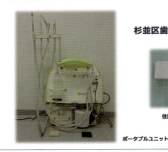

スライド-4

期から後期までの進行段階を考慮した治療方針がなかったために、治療可能な時期に何もせずに過ごしてしまっていたのではないでしょうか。そして、後期に向けての口腔内環境の整備ができなかったことが考えられます。在宅診療では、在宅完結型の歯科診療を考えがちになり、さらに、歯科医院側の設備や歯科医師の能力によった診療方針に偏る傾向にあります。そのような体制では、例えば、「認知症の進行が思ったよりも早い」「摂食嚥下障害が出てきた」、あるいは「観血的な処置を行うために、レントゲンでの撮影が必要になった」「補綴物の切断をしなければならない」など、歯科医師自身が想定している訪問診療の枠を超えた診療を行わなければならないときに、在宅診療では無理だと判断してしまうでしょう。

在宅診療の限界を理解する

在宅における訪問歯科診療では、専門医療機関への紹介、機材の貸し出しシステムの活用、訪問専門の歯科医院の紹介なども、治療のタイミングを逃さないための対応策のひとつです（スライド-3）。しかし、訪問診療になる以前の、外来での治療を考えることも非常に重要です。ここで、専門医療機関に紹介したある事例を取り上げます。患者さんは、当センターの外来に受診した70歳の男性でアルツハイマー型認知症です。初診時に10枚法のレントゲン撮影をなんとか行いましたが、全顎的に処置が必要なのは一目瞭然で、しかも長時間の治療に耐えることも困難、治療期間も明らかに長期にわたるであろうと予測されました。診療方針を決定するときには、この患者さんが外来受診困難となったとき、「訪問診療でこの口腔内を治療できるか？」「管理できるか？」「患者さんは治療に耐えられるか？」「治療が中断してしまう可能性はないか？」といくつもの状況を予測することが大切です。この症例では、より短期間で治療を完了させるために、麻酔を使った全身管理下で治療を行うこと

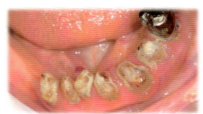

スライド-5

のできる専門医療機関への紹介を選択しました。

次に、機材の貸し出しについてです。こちらも最近では多くの歯科医師会などで行われるようになりました。私が在籍するセンターの開設者である杉並区歯科医師会でも、ポータブルユニットやエンジンの貸し出しを行っています（スライド-4）。必要な機材を借りることで、「訪問機材がないから」という理由で限界があった治療方針を転換することができるのです。

そして、機材のそろった歯科医院への紹介についてです。病診連携は歯科でもよく行われていますが、診診連携は聞きなれないのではないでしょうか。例えば、往診での口腔ケア・簡単な義歯調整だけであれば対応できるが、治療計画に基づいた訪問診療はできない、となったときに訪問診療を専門とした歯科医院に紹介することで、患者さんにとってより良い選択が可能となるのです。また、県や地区の歯科医師会で在宅歯科医療推進窓口、または連携室などが開設されていることもあり、「どこの歯科医院が、どのような訪問診療ができるのか」といった情報をホームページなどに掲載しているケースが多くなりました。患者さんが自分で探すのではなく、歯科医師から「こういうシステムがあります」とお知らせしたり、この情報をもとに「ここの先生が専門的に取り組んでいます」などと患者さん側に伝えるために活用することもできるでしょう。

最初に取り上げた85歳女性の事例は、私たちが初診訪問した当日に、上顎の歯を切断しました。他にも治療する所はありましたが、ひとまず、食事をとることができるようになりました。紹介医では対応できなかった処置ですが、訪問機材をとりそろえ専門に訪問診療を行っているからできた対応です。

後期で注意すべきリスクとしては、残根からの感染、切断するときの注水時の水の誤嚥、補綴物の誤嚥があります（スライド-5）。ある症例では、抜歯しないという治療計画のもとに訪問していた患者さんに歯科衛生士が定期的な口腔ケアを行っていたところ、ある日、口腔内にあ

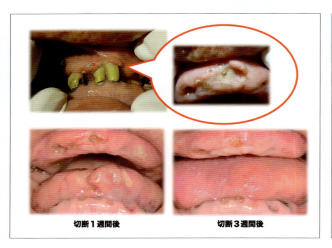

スライド-6

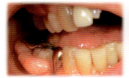 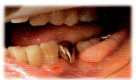

87歳 女性【脳血管性認知症】

- 2012年：転倒による 1] 歯冠破折を主訴に訪問診療開始
- →２カ月後、老人ホーム入所に伴い訪問中止

スライド-7

るはずの歯がないことに気付きました。介護者の誰も歯が無くなったことに気付いておらず、いつ脱落したかは不明です。慌ててレントゲンを撮ると気管内で発見されました。動揺が著しい歯を残しておくことは、一歩間違えると命に関わるものであることを認識する必要があります。抜歯しないことを選択した場合は、保存するリスクを説明し、注視することを患者さん・介護者に指示すべきですし、抜歯対応可能な歯科医院に紹介することがベストな対応であったであろうと考えます。

　スライド-6をご覧ください。この事例の方は、義歯は使用しておらず、残存歯が上顎に食い込んでいる状態でした。患者さんは痛みを訴えることができません。ご家族から「この状態をどうにかしてほしい」と訪問診療の依頼がありました。この方の場合も、誤嚥に注意しつつ残存歯の切断を行いました。切断１週間後の口腔内の写真を見ると、それまで見えなかった舌の潰瘍もかなりひどい状態であることが分かりました。切断

３週間が経過した頃にようやく治癒しました。このようなケースでは、残っている下顎前歯に対合する上顎の残根がうまい具合に咬合支持してくれることもありますが、褥瘡性潰瘍になってしまったら、切断するのがベストな方法です。

　もうひとつの症例を取り上げます（スライド-7）。87歳の女性で、脳血管性認知症の方です。転倒による右上中切歯の歯冠破折を主訴として訪問依頼があり、2012年に訪問歯科診療が始まりました。口腔内はとてもきれいな方でした。プラーク付着はほとんどなく、清掃状態は良好で歯肉炎症もほぼない状態です。訪問開始２ヵ月後、老人ホームへの入所が決まったため、入所先のかかりつけの訪問歯科医師へ引き継ぎを行い、当センターからの訪問診療は終了となりました。しかし、その３年後、偶然その老人ホームから訪問診療の依頼があり、その中の１人として、さきほどの患者さんと再会したのです。久しぶりの再会だったのですが、口腔内は非常に残念な状態になっていました。明らかに治療のタイ

治療開始時の注意点

- **視線を合わせて挨拶をする**
  - いきなり治療をはじめない
  - いきなり口を触らない
- **会話をしながら進める**
  - いま何の治療をしているのか
  - どこを触るのか

つい、治療に集中して無口になってしまう場合は衛生士さんに会話してもらう

参考文献：本田 美和子、イヴ・ジネスト、ロゼット・マレスコッティ（2014）「ユマニチュード入門」医学書院

スライド-8

ミングを逃していました。拒否があることで口腔ケアをうまく行うことができず、う蝕が進行し、残根状態になってしまったものと考えられます。

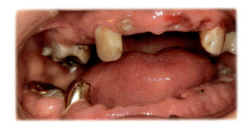

- 2015年：入所している老人ホームへの訪問が開始し、患者に再会

ここまでの状態になってしまうと、治療はある程度の抑制が必要になります。「抑制はなるべくしたくない」という考えもありますが、患者自身、または術者の危険を防ぐためには必要な行為になります。もっと早い段階の介入であれば、抑制は不要であったかもしれません。結局のところはすべて、治療のタイミングを逃さないことに尽きるのです。

次の診療に、良い形でつなげるために

では、認知症患者に対する治療開始時の注意点は何でしょうか（スライド-8）。まずは、視線を合わせて挨拶をすることです。決していきなり治療を始めたり、急に口を触ったりすることがないようにしてください。もちろん、私たちが白衣を着て患者さんの前に現れると、「歯医者さんが来たな」と判断して、自然に口を開けてくれる方もいらっしゃいます。それでも、やはり視線を合わせましょう。もし視線が合わず目線が宙を浮いている方でも、顔の正面で「こんにちは」と笑顔で挨拶し、少しでも注意を向けてもらうことが大切です。何度か対応していくうちに、こちらの問いかけに対する相手の反応が変わってくるでしょう。

治療自体も会話をしながら進めることが大切

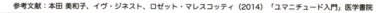

スライド-9

になります。雑談だけではなく、例えば「今から お口を触りますね」「右下を少し触りますよ」などというように、今から何をするのか、どこを触るのか、といったことを話すことは大切なコミュニケーションです。治療に集中し無口になってしまう場合は、歯科衛生士にその対応を任せるのもひとつです。代わりに会話をしてもらいましょう。

　次に大切な点は、患者さんが拒否したときは、治療しないということです。これは非常に重要なポイントです。拒否があった場合には「今日はもうやめましょう」「治療はやめて口腔ケアだけにしましょうか」というように、一歩引いてあげることです。ご家族の方も、嫌がっているのに無理やり治療されている場面を見るのは気が引ける部分もあるでしょう。もちろん、ケースによっては治療を進めなければいけないときもありますが、次の診療に良い形でつなげるために、あえて中止、撤退を選択することも大切です。

　最後は、「また来ます」という約束をすることです。治療中の会話はもちろん、治療が終わった後に一声掛けましょう。患者さんに「気持ちよくなった」「口の中がすっきりした」という感情を残すようにしましょう。「また来ますよ」「次はもっときれいになりますよ」「次は入れ歯ができますよ」など、明るい話題や次の診療が楽しみになるような言葉を掛けることで、患者さんはもちろん、ご家族にとっても前向きに次の診療に臨むことができるようになります（スライド-9）。

最後の歯科診療は、いつなのか

　治療を進めていく中で、私がいつも考えていることは、治療の最終形です。それは「口腔ケアをしやすい口腔内にすること」です（スライド-10）。①う蝕、う窩がない ②重度歯周病がない ③残根がない ④義歯の着脱が容易である ⑤ブリッジ、インプラントの位置を把握できる。これらのことが重要であると考えます。このような口腔内環境を整えることが、患者さん本人はもちろん、

口腔ケアしやすい口腔内

- 治療の最終形はケアしやすいこと
  - う蝕（う窩）がない
  - 重度歯周病がない（ケア時に出血しない）
  - 残根がない
  - 義歯の着脱が容易
  - ブリッジ、インプラントの位置を把握できる

スライド-10

介助者であるご家族や介護職が口腔ケアをするときに、より簡単に、短時間で行えることにつながるのです。周囲歯肉の炎症がある残根や、食渣が詰まるう窩がある口腔内より、残根もなく、治療が終了した口腔内の方が出血は少ないでしょう。当センターを受診する訪問歯科診療の患者さんは、80歳以上の割合が最も多くなっています。80代、90代で訪問歯科診療を受けるということは、本人にとっては思いがけないことであり、そ れゆえに、つらい思いや周りに迷惑をかけて申し訳ない気持ちになっている方がたくさんいます。私たちは患者さんにとって「最後のかかりつけ医」です。訪問歯科診療を通して、少しでも気持ちのいい生活を過ごしてもらえるようにすること。それが、最後のかかりつけ医としての役割であるといつも意識しながら、今後も訪問歯科診療に取り組んでいきたいと考えています。

自分が最後のかかりつけ医！

認知症患者の口腔ケアと訪問歯科診療

日本歯科大学新潟病院 訪問歯科口腔ケア科　准教授　**白野 美和**

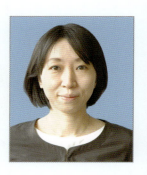

（しろの　みわ）1997年 日本歯科大学卒業。日本歯科大学 補綴学教室第3講座に入局後、日本歯科大学附属病院総合診療科を経て、2014年4月から日本歯科大学新潟病院 訪問歯科口腔ケア科の科長に就任。

61％の方が、認知症という事実

　日常の診療の中で遭遇した問題点や、実際に現場で感じていることを交えながら、認知症患者の口腔ケアと訪問歯科診療について取り上げていきます。現在、私たちは月曜日から金曜日までの毎日、各種施設から個人宅まで、幅広い現場で訪問診療を行っております。
　当科の患者さんは、全体の約61％が認知症です。そのうち70％近くが女性になります。

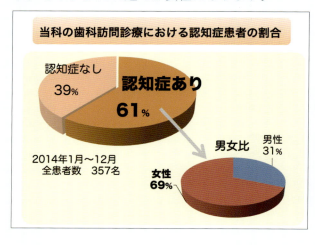

　また、日常生活において、どれだけの介護が必要になるかを示した「認知症高齢者の日常生活自立度判定基準」を調べると（スライド-1）、日中を中心に介護を必要とする「Ⅲa」の患者さんが一番多く、専門医療を必要とする「M」の患者さんは極端に人数が少ないことが分かっています。この「M」の方々は、訪問診療を受けること自体が困難になっている可能性があると考えられます。
　認知症の方を診るときに遭遇する問題は、治療の拒否、意思の疎通が取れないなどたくさんありますが最初にぶつかる問題を一言に集約すれば、『分からない』といった言葉が当てはまります。何が『分からない』のかというと、「患者さんが何を訴えているのか」「痛いのか、どのくらい痛いのか、いつから痛いのか」など、"診療を始めるにあたっての必要な情報"を把握できない（分からない）のです。認知症の方は、状況をうまく訴えられない場合や、問題自体を認知できない場合があります。まずは普段の様子をよく知るご家族や介護職員、看護職などといった方々

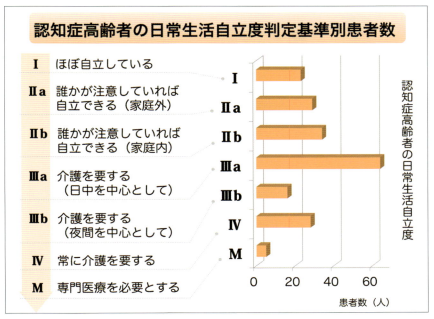

スライド-1

から情報を収集し、そこから診断を開始し、問題点を探り、正確な主訴を把握する（分かる）ことが大切になります。

以前、介護施設の職員さんから「食欲がなく、体調が悪い認知症の方がいるのですが、もしかしたら歯痛が原因かもしれない」という申し込みがありました。お口の中を診てみると、義歯が食い込み、褥瘡性潰瘍ができていることが判明しました。この認知症の方は、毎日、その義歯を使って食事をしていたということです。通常の患者さんであれば、「ここが痛い」と訴えることができます。しかし、認知症の患者さんは、それを訴えることができないため、気付くのが遅くなる場合が多くあります。

普段の様子をよく知る方々から情報を集め、主訴を把握した後は、治療を開始するに当たっての情報を収集しなくてはなりません。どのような病気があるのか、全身状態はどうか、どのような介護サービスを受けているのか。主治医の先生や薬剤師、看護師、介護職種、ケアマネージャー、そして場合によっては、行政担当者や施設職員などから情報を集めます。もちろん、こちらからも情報を提供し、お互いに連携を強めていくことが重要になってきます。

主訴を把握し、診断を行った後は、治療方針を決めていきます。そして、全身疾患や治療希望、社会的条件や経済的条件、心理・精神的因子などの情報をふまえ、患者さんに合わせた治療計画を立てていきます。訪問診療では、診療環境や器具・器材といった条件の影響が出ますので、訪問現場での対応が難しいと判断すれば、その処置に関しては外来で対応していくことも考慮する必要が出てきます。

認知症の進行に合わせた歯科介入を

認知症の進行は、発症前期から初期、中期、末期へと移行していきます。この進行の中で、口腔ケアや摂食嚥下機能の様々な問題点が出てきます。特に口腔ケアの問題点としては、口腔

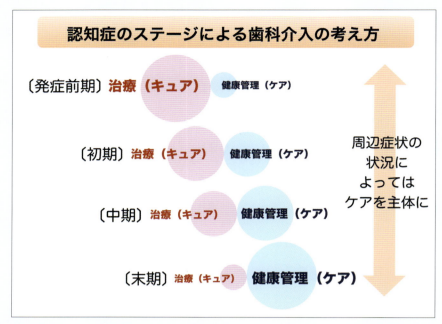

スライド-2

清掃の低下から始まり、次に、複雑な指導の受け入れ困難、一部介助を必要とする状況、そして最終的には全介助というような流れが考えられます。初期のあたりで出てくる問題点は、外来に通院している患者さんの場合、自分で通うことが難しくなり、結果的に受診が途絶えてしまい、口腔内の状態が悪化してしまうことです。初期から中期に差し掛かる時期では、一部介助が必要になってきますが、患者さんは自尊心を持っているため、なかなか介入させてもらえないこともあります。

認知症の症状は、より身近な家族に対して出やすいといわれています。訪問口腔ケアでの事例ですが、口腔内がひどく汚れている状態の患者さんがいました。そこで、ご家族の方に、「もう少し日常でのケアをうまく行うことは可能ですか？」と相談してみると、実は先生たちの前では口を開けるけど、普段はすごく嫌がっているということでした。同様のケースは施設等でもよくあり、職員さんがケアを行おうとすると拒否したりする方もいます。このような問題も、初期から中期に差し掛かる時期には多くなると実感しています。

認知症の進行ステージによる歯科介入の考え方（スライド-2）で重要なのは、発症前期、つまり症状が悪化する前に治療を完了しておくことです。口腔ケアはすべてのステージで大切になりますが、まず発症前期でしっかりと治療を行うことで、その後の流れがスムーズになります。症状が進行すると、治療の介入は難しくなり、口腔ケアのみでサポートしていくことになってしまいます。また、中核症状は徐々に進行していくのに対し、周辺症状の進行は多少の波があります。そのため、周辺症状が強く出現している場合は、口腔ケアを中心に行い、治療できる時期を見計らうことが重要です。

口腔ケアの3つのポイント

認知症の方は、自分でケアすることができな

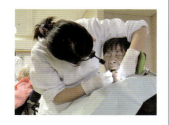

認知症患者の口腔ケア

1. 慣れた環境を維持する
 →場所、人、物

2. 常に声をかけて、安心感を与える
 →声かけ

3. 安全に口腔ケアを行う
 →誤嚥防止、危険防止

スライド-3

くなるため、口腔衛生状態が悪化しています。義歯も入れっ放しにしていたり、時には義歯を装着したまま寝る方もいるため、義歯の裏側も非常に汚れています。そこで、口腔ケアの介入が重要になります。認知症の方の口腔ケアにあたっては、気をつけなければいけない3つのポイントがあります（スライド-3）。1つ目は、慣れた環境（場所、人、物）を維持することです。2つ目は、常に声を掛けて、安心感を与えることです。ただ言葉を掛ければいいわけではありません。やはり言葉を発している方の雰囲気も伝わりますので、ぼそぼそと話したり、冷たい感じの声掛けではなく、できるだけリラックスしていただけるようなトーンで、ゆっくり、ハキハキとした雰囲気を心がけることが大切になります。3つ目は、安全に口腔ケアを行うことです。急に動いたり、強い拒否を示す認知症の方もいますので、決して無理をせず、危険防止ということを常に意識しながら行うことが大切です。嚥下機能が低下している患者さんの場合は、特に誤嚥防止に配慮する必要があります。

圧倒的に多い有床義歯の治療

当科の訪問歯科診療において、認知症の方に行った治療内容を調べると、2014年は全患者の半数以上で有床義歯の治療を行っていました。その次に、歯周治療（20％弱）、抜歯、成形修復、根管治療と続きます。ここでは圧倒的に多い有床義歯の治療について、実際に現場で遭遇する問題点と対応策を挙げていきます。

まず、有床義歯の治療を始める前に、「どの程度、食べることができるのか」「嚥下機能に問題はあるのか」「むせ、食べ物の誤嚥は大丈夫なのか」といったことを把握する必要があります。また、患者さん自身の希望の把握も大切です。例えば、ご家族の方は「入れ歯を入れてほしい」というものの、「患者さん本人はどう考えているのか」「義歯を誤飲する心配がないか」などといったことも考えておく必要があります。歯科医師

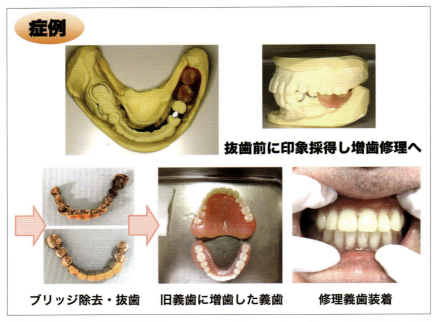

スライド-4

として判断するのが難しい問題もありますが、そのような場合は、病気や予後を考慮したうえで治療計画を立てたり、あるいは、患者さん本人にとって一番良い方法を選んだりすることが重要になります。

では有床義歯の治療は、どこまでやるべきか。これは非常に難しい問題です。患者さんから義歯を新製して欲しいと言われたら、「新製するべきなのか」「壊れた部分を修理すればいいのか」「少し調整するだけで十分なのか」などと悩みます。実際に、患者さんやご家族の方から、義歯の新製希望が出た場合でも、どうしても対応できないケースもあります。全身疾患の急性期では対応できません。印象採得するための開口保持や、咬合採得するための中心咬合位が維持できない患者さんは、新製することが難しくなります。その他にも、義歯を飲み込む可能性が高い方の場合には危険が伴いますし、歯科医師や歯科衛生士を手で押しのけ逃げてしまうほどの強い拒否を示す方も、やはり義歯の新製はできません。たとえ鎮静法を用いたとしても、口に入れてもらえる可能性は低いため、このようなケースでは新製しないと判断しています。また、認知症の方の場合、適応能力が低下していきますので、補綴物の形態は急激に変化させないことが原則になります。

スライド-4は、義歯の新製を行った実際の症例です。この認知症の方は、左下の5番から右下の7番までブリッジでつながっていましたが、左下の支台歯がすべて外れていたため、右側2本で支えている状態でした。しかも、右側の部分も歯周病が進行しており、ブリッジ全体が口腔内で揺れているような状態でした。介護スタッフが口腔ケアを行っている際に、ブリッジが揺れているのを発見しました。本人は認知症のため意思の疎通が難しく、大きな声を上げて怒り出すときもありました。ある程度の指示には従ってくれましたが、中心咬合位を維持していただくことは困難な状態だったため、抜歯前に印象採得をし、なるべく現状の咬合を維持した状態

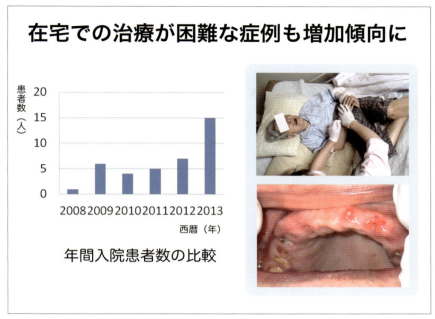

スライド-5

で義歯を作りました。旧義歯をモディファイドして新義歯を作ったことになりますが、義歯の咬合や形態の変化を最小限に抑えて製作し、使用していただくことができました。

　もうひとつの症例は、アルツハイマー型認知症の103歳の女性です。職員は義歯の破損に気づき、割れたまま使用するのは危険と判断し、義歯を1ヵ月程外していました。私たちが診療を行ったときには、すでに義歯の受け入れが難しい状態で、義歯を口腔内に戻してみると、すごく嫌がられました。それでもなんとか義歯を修理し、破折部を修復してリライニングをしましたが、ようやく口腔内に入れてもらえたと思ったら、すぐさま患者さんがパニックになってしまい、義歯を外して投げつけてしまいました。結局、この方には受け入れてもらうことができませんでした。このようなケースでは、考えを切り替えて、健康管理に重点を置くことが重要になります。残存歯を維持し、食形態の工夫で栄養を取れる状態をつくり、健康管理をしっかり行うことが大切です。また、一旦義歯の受け入れができなくなった方が、再び義歯を使用できる時期が来ることもありますので、その時期を待って介入することも必要かと思います。

超高齢社会での訪問歯科診療

　現在、8020運動（80歳になっても自分の歯を20本以上残そう）の達成者は、40％近くにのぼっていると報告されており、今後は50％の方が達成するだろうと予測されています。ただ、8020運動で歯を多く残せたとしても、口腔内の状態が非常に悪い場合、在宅での治療が困難になる症例も増加しています（スライド-5）。以前に、認知症が進行してしまった方で強い拒否行動があり、訪問診療での抜歯は不可能と判断され、入院下で抜歯を行ったケースがあります。そのような状況は、認知症の方にとって大きな負担になりますので、できる限り避けたいところです。しかし、認知症の進行だけではなく、同時

講演3

当院における訪問歯科診療の観血的処置（抜歯）基準①

1. 基礎疾患が慢性期で、全身状態が安定している。
2. 手術侵襲が小さい。
3. 日中・夜間を通して介助者の援助が得られる。
4. ワルファリン内服の場合PT-INR3以下である。
5. 意思の疎通が可能である。
6. 常に主治医と連携がとれる体制にある。

これらの要件が満たされない場合、訪問診療先での観血的処置は困難と考えられる。

→ 入院管理下の観血的処置へ

スライド-6

当院における訪問歯科診療の観血的処置（抜歯）基準②

認知症高齢者の日常生活自立度／障害老人の日常生活自立度のマトリクス：
- 低リスク域：認知症自立度なし〜Ⅱb かつ 障害老人自立度 J-1〜B-2
- 高リスク域：認知症自立度 Ⅲa〜Ⅳ かつ 障害老人自立度 J-1〜B-2、または 認知症自立度なし〜Ⅱb かつ C-1〜C-2
- 入院適応：認知症自立度 M、または 認知症自立度 Ⅲa〜Ⅳ かつ C-1〜C-2

日本歯科大学新潟病院

スライド-7

に全身疾患の進行も合わせて考えなくてならないため、抜歯できるタイミングが合わなければ、場合によっては、鎮静法で抜歯する判断も必要になってきます。

私たちの病院では、在宅で抜歯をするための基準を設定しています。スライド-6の要件が満たされない場合、訪問診療先での観血的処置は困難と考えられ、入院管理下の観血的処置を行うことになります。これにプラスして、認知症の程度や、寝たきり度合いなどに対しても基準

> **安全安楽な口腔ケアと訪問歯科診療のために**
>
> ## 認知症発症前の歯科治療がカギ！
>
> 徴候がみられたら予後を考慮し
> 可及的すみやかに処置を完了する
> - 勇気を持った早期の抜歯
> - メンテ・修理が楽な義歯の作製
> - ケアのしやすい口腔環境の構築

スライド-8

を設定しています（スライド-7）。この基準をもとに「外来で行うのか、入院で行うのか」を検討し、当科の医員と、歯科麻酔・全身管理科、そして入院病棟の看護師を交えた話し合いによって、入院の受け入れ検討を進めています。

今後の課題のひとつとして、インプラントへの対応が挙げられます。例えば、とてもきれいなインプラントで補綴され、セルフケアもメンテナンスもしっかり取り組んでいる患者さんが、もし自分で管理することができなくなってしまったら、もし通院が困難になってしまったら、私たちはどのように対応したら良いのでしょうか。日本口腔インプラント学会でも、このような問題は取り上げられており、対応が検討されています。例えば、ある程度の時期でスクリュー固定を外し、スリープにしてあげることもひとつの方法です。しかし、この年齢までインプラントを使用してきた方が、どの時点でスリープにすることに応じてくれるだろうか、といった問題も出てきます。また、寝たきりの状態になってしまったら、場所、時間、器具・器材などの制約から適切な対応が困難となる場合があります。このようなインプラントへの対応についても、私たちは早急に取り組んでいかなければなりません。

最後になりますが、安全安楽な口腔ケアと訪問歯科診療のために重要なのは、「認知症が発症する前にどれだけ歯科治療ができたか」ということです（スライド-8）。安全、安心という言葉ではなく、あえて"安楽"という言葉を使ったのは、私たちにとって大変なことは、患者さんにとっても大変なことだと考えているからです。患者さんに少しでも徴候が現れたら、予後を考慮し、速やかに処置を完了しておくことが必要です。例えば、抜歯が必要な歯があれば、いつまでも残しておかず、勇気を持ってすぐに抜歯をしたり、メンテナンスや修理が簡単にできる義歯を作っておくなどといった対応が大切であり、すべての基本になるのは、ケアしやすい口腔内環境を構築しておくことだと考えています。

講演4

認知症患者の摂食嚥下障害とリハビリテーション

日本歯科大学 講師 口腔リハビリテーション多摩クリニック　医長　**須田 牧夫**

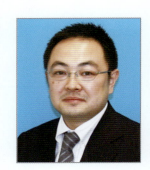

（すだ　まきお）1996年 日本歯科大学卒業。日本歯科大学附属病院 高齢者歯科診療科を経て、東邦大学医療センター大橋病院 麻酔科にて全身管理を学ぶ。1999年から宮崎愛和病院、2001年からは日本歯科大学附属病院 総合診療科に勤務し、口腔リハビリテーションセンターを併任。2014年から口腔リハビリテーション科を経て、現職に至る。

　「認知症患者のリハビリテーション」という言葉を聞いて、それが一体どのようなものなのかを想像できる方は、ほとんどいないのではないでしょうか。実際に私も、「リハビリテーションで、どのようなことをするのですか」とよく聞かれますが、明確に答えることはできません。一般的にリハビリテーションといえば、器具を使用してトレーニングをする、または、寝転がって首を上げるなどといった簡単な運動をイメージするかと思います。認知症の方においては、私たちの提案を実行することはほとんど不可能でしょう。例えば、初期の認知症の方であれば、機能を維持するための予防的なリハビリテーションは可能かもしれません。しかし、初期の段階では、本人やご家族、施設の方々が困る症状はなかなか出現しないため、リハビリテーションに取り組むタイミングを見極めることは非常に難しいものです。私がご依頼をいただくケースでは、「口を開けてくれない」「手を動かしてくれない」「ご飯を食べない」「水を飲まない」というように、すでに困った状態にあることがほとんどです。その中で、実際にどのように認知症の方と向き合っているのか。そのことについて、以下の4つのテーマに沿って説明していきます。

＜テーマ＞
1）摂食嚥下障害とは
2）認知症患者の摂食嚥下障害の特徴
3）理解しておくべきこと
4）認知症患者への対応

1. 摂食嚥下障害とは

　まず「摂食する」ということを考えていきます。私たちが生命を維持するためには、栄養を摂取すること、呼吸をすることが最も重要になってきます。これらの役割を担う器官は、それぞれ重なっている場所があります。例えば、「舌が動かない」「呼吸が困難」になると、食べるときのバランスを崩したり、タイミングを崩すことに

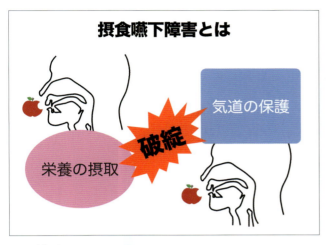

スライド-1

スライド-2

なり、栄養摂取や気道の保護が破綻してしまいます。それが、摂食嚥下障害です（スライド-1）。
現在、私たちは、高齢者歯科学という分野で、摂食嚥下についての講義をしています。その中で、最初に説明することは、食べるとき、飲み込むときには、連続した時間の流れで行動しているということです。そして、それを理解するために、摂食嚥下を5つのステージに分けて教育しています（スライド-2）。例えば、目の前にバナナがあります。これをバナナと認知できなければ、その方はもしかするとバナナを手に取ることはないかもしれません。あるいは、お腹が空いていなければ、手に取ることはないかもしれません。このように、食べ物を認知してから、口に入れるまでの時期が「認知期（先行期）」です。その後に、実際に捕食して口腔内に食塊を入れることになります。そこで、唾液と混和し、咀嚼を行いながら嚥下するための準備として食べ物の塊を作るのが「準備期」です。その塊を咽頭に移送する時期として、「口腔期」があります。

そこからは、咽頭から食道に食塊を移送する「咽頭期」、そして、食道から胃に食塊を移送する「食道期」というような流れになり、これが摂食嚥下の5つのステージになります。このようにステージを分けたときに、「どこに問題があるのか」ということを把握することが大切になります。例えば、認知機能の問題なのか、口腔内の問題なのか、あるいは咽頭の問題なのか、口腔と咽頭の問題なのか、認知と口腔の問題なのか、食道の問題なのか、などというように、問題のある部分をしっかりと認識する必要があります。

次に咀嚼運動について説明していきます。食べ物を食べるときには、まず歯を使い、口唇で食べ物を捕食して閉鎖をし、顎運動が行われ、口蓋が蓋の役割を担います。ほとんどの方は、食べ物を口に入れると、舌を使って咀嚼側に食べ物を運びます。例えば、そのときに、舌が動かないと、うまく咬合面に運ぶことができません。たまたま咬合面に食べ物をのせることができたとしても、舌が動かなかったり、麻痺の影響で

講演4

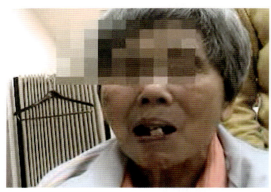
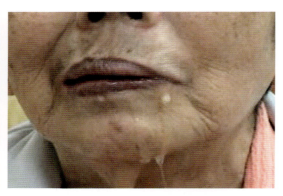

咀嚼運動がうまくできない方の症状例

口腔内に食べ物を捕食させると、主歯で口腔内の奥に運び、さらに、舌を使って右側に食べ物を移すことはできました。

その後は、口唇の閉鎖がうまくできず、唾液が口腔外に流出。食べ物を、舌でうまく咬合面に運べていません。

スライド-3

頬の感覚がなかったりした場合には、数回にわたる咀嚼、食べる、潰すといったことができなくなります。さらに、唾液の問題等もあります。咀嚼の際、唾液が分泌されますが、十分な分泌がない場合（口腔乾燥など）、協調運動がなされても食塊形成に必要な唾液がないため食塊形成が不十分となります。スライド-3は、咀嚼運動がうまくできない方の症状例となります。

　私たち歯科医師にとって、摂食嚥下障害、特に認知症の方々の噛む動作や咬合の関係は、非常に重要です。それ以外では、例えば、「義歯を装着した後に、実際に物が噛めるのか」などといった、食事の場面での観察が重要になります。健常な成人の場合、ご飯を捕食すると、口角を引く運動、そして頤が回転するような運動が出てきます。そのため、唾液と食塊形成を行うのに、ある程度の時間が必要になります。例えば、口角を回したり、食塊形成を行っている間は上下の唇がしっかりと閉じているなど、咀嚼時の器官の協調運動が必要になってきます。実際に、嚥下造影検査をみると分かりますが、咀嚼をするとき、食塊は右に行ったり、左に行ったりを繰り返し、最後は真ん中で食塊をまとめ、嚥下をします。

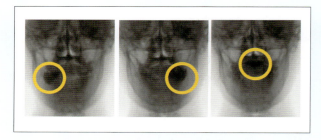

　この一連の動きによって、咀嚼が行われるわけですが、何らかの原因によって舌の巧緻性が失われると、口腔内に捕食をした食べ物は、左右への移動もほとんどなく、真ん中の位置にそのままの形で置かれ、最終的には、捕食をした状態で丸飲みという状況になってしまいます。

　次に、フロンタル・リリース・サインという原始反射について説明します。認知症では前頭葉での抑制ができなくなるため、ある時期になると、例えば、食事をとる際に起こるような噛

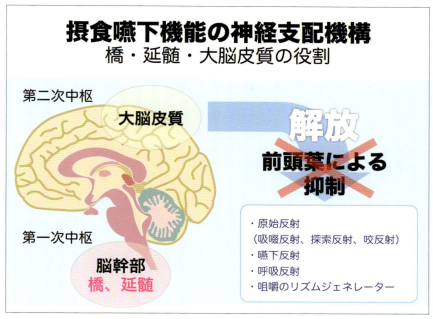

スライド-4

むための動きではなく、目の前にある指や物に対して反射的に下顎の顎運動が出てきます。また、口唇を触ると口を閉じてしまう「口すぼめの反射」や、指を吸うような「吸啜反射」といった原始反射が出現してきます。基本的には、原始反射や呼吸反射、咀嚼のリズムジェネレーターは、必要のない状態では大脳皮質が抑制しています。しかし、その抑制が解放された場合、さきほど取り上げたような反射が出現してしまうことになります（スライド-4）。つまり、本来、食事をするための反射とは異なる反射が出てしまうことに、しっかりと目を向ける必要があるのです。

次に、窒息事故についてです。認知症の方にとっては、非常に大きな問題です。窒息事故を起こす方のほとんどは、お子様と高齢者の方です。消費者庁が発表した食品別の死亡症例数では、年始によく新聞で取り上げられるお餅が圧倒的に多く、次いで、米飯類、パン、肉類といったものが続いています。

2. 認知症患者の摂食嚥下障害の特徴

摂食嚥下障害をきたす主な疾患には、さまざまなものがあります。

＜摂食嚥下障害をきたす成人期以降の主な疾患＞
- 脳血管疾患（障害）※
- 外傷性脳損傷
- パーキンソン病※、その他の錐体外路疾患（シャイ・ドレーガー症候群※、ハンチントン舞踏病、など）
- 脊髄小脳変性症※
- 後縦靭帯骨化症※
- 多発性硬化症
- 筋萎縮性側索硬化症※（とくに球型）
- 末梢神経疾患（ギラン・バレー症候群、など）
- 筋ジストロフィー、多発性筋炎、代謝性筋疾患
- 重症筋無力症
- 頭頸部腫瘍および術後（特に口腔、咽頭、喉頭部腫瘍）
- 食道アカラシア、その他の食道病変
- 認知症※

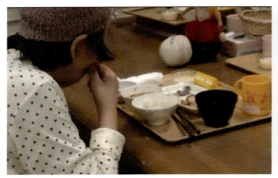

記憶障害（食べ始めない）の症状例

目の前に置かれた食べ物に手を付けず、箸も持たない状態です。

スライド-5

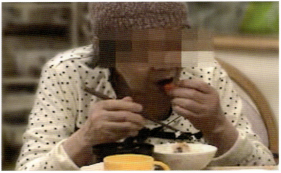

失行、失認（箸の使用方法）の症状例

介助者が声を掛けると食べ始めますが、箸の使い方が分からず、うまく食べることができない状態です。

スライド-6

- 廃用症候群
- 慢性閉塞性肺疾患※
- 慢性関節リウマチ※

※は介護保険制度における「特定疾病」

　認知症は、成人期以降の障害の原因となります。認知症は「明瞭な意識下において複合的高次脳機能が障害される1つの症候群」とされ、記憶、思考、見当識、理解、計算、学習、言語、判断等々が障害されている状態です。中核症状や周辺症状（BPSD）では、食事に関わる症状が非常に多くあります。

　①記憶障害に起因するものでは、「食事をいつ食べたのか覚えてない」「次の食事がいつなのか分からない」「食べるという行動の方法や手順が分からない」といったことが挙げられます（スライド-5）。

　②認知障害（失認）・空間認識障害に起因するものでは、「陶器類、ナイフ、フォーク、スプーンなどのいわゆる食事用具類や食べ物がどこにあるのか、どこに置いたらいいのか分からない」「食具や食べ物の認識ができない」といった影響があります。

　③失行に起因するものもあります。失行では、麻痺や痺れなどの症状はありません。しかし、自分の思うように動作や行動を正確にできないため、体幹の運動失行や、口腔の運動失行から食への影響が出ることがあります。例えば、ナイフやフォークをうまく使えなかったり、スプーンを口に近づけても口を開けることができなかったり、口腔内に取り込んだ食べ物を舌で前後に動かすといった随意運動がうまくできなかったりといったことが起こります（スライド-6）。

　④言語障害に起因するものとしては、食べ物の好みを言い表せなかったり、食事時に自分の欲しいものを指示することができない、などが出てきます。

　⑤実行機能障害に起因するものがあります。一般的な常識から外れてしまう行動として、「早食い」「どんどん口に詰め込む」「食べ物を選ぶ

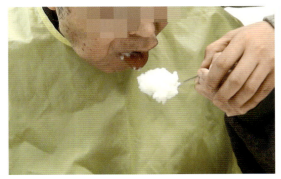
実行機能障害（一口量が多い）の症状例
一口の量が非常に多く、まだ口の中に残っていても、次から次へと食べ物を口に運んでしまいます。

スライド-7

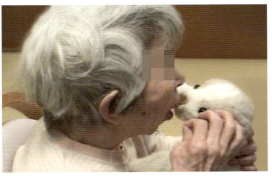
実行機能障害（異食）の症状例
犬のぬいぐるみを食べ物と思い込んで口に入れようとしています。

スライド-8

条件が今までと変わってくる」などといったことがみられます（スライド-7）。このような場合には、環境の設定指導ということで、例えば、スプーンを小さくしたり、一口に入れる量を少なくするための介助などが必要になります。また、実行機能障害には、異食というものもあります（スライド-8）。事例の方は自分が大切にしている犬のぬいぐるみを食べ物と思い込み噛んでいます。その他にも、例えば、部屋のゴミを集めて食べてしまったり、バナナの皮を食べてしまったり、などといった行動も出てきます。

ここで取り上げた症状というのは、中核症状に伴う疾患によって出現しますが、非認知的障害による摂食行動への影響というのもあります。

①例えば、落ち着かない様子で常に動き回っていたり、食卓に座っていられなかったり、食事に集中できないといったことがあります。

②エネルギー要求量の増大ということで、たくさんの食事を要求することもあります。

③攻撃性に起因するものとしては、他人の助けを受け入れない、食卓に座ることを拒否する、自食や介助の方による摂食を拒否する、介助する方に食べ物を投げつける、などといったことが出てくる場合もあります。

④うつ病に起因するものとしては、食事の不振、拒食、それに伴う体重の減少が現れるほか、食べる動作が遅くなったり、食事に時間がかかったり、などの影響も出てきます。

⑤妄想が原因で、例えば、食べ物に毒が入っていると騒いだり、食卓に幻覚として見えているハエを追い払ったりするなどといった行動も起こすことがあります。

3. 理解しておくべきこと

重度認知症の方の場合は、在宅診療や訪問診療で気づくことが多くありますが、軽度の認知症は、外来でその症状のサインを出していることが多々みられます。例えば、予約日時の間違いが多くなったときなどは注意が必要です。ま

医療面接

- 本人、可能であれば家族と面接
- 本人・家族が良くわからないのであれば、関係職種（主治医、ケアマネージャー、訪問看護等）へ診療情報提供を依頼
- 施設、在宅の場合にも同様に面接

医療面接時の重要項目

- 摂食嚥下に関する医療面接
    - 最初に問題が発生したのはいつか
    - 徐々に始まったか、急に始まったか
    - 過去1年間の肺炎の既往の有無
    - 体重の変化（増？減？）
    - 1日の食事の変化の有無
    - 気分や機嫌、意識や注意力の変化はないか
    - 服用中の薬剤のリストアップ
      （投与薬剤の変更の有無、時期、お薬手帳にて確認）

スライド-9

た、衣類の汚れや口腔衛生状態も変化していきます。義歯の着脱が難しくなったり、会話が噛み合わなくなったり、症状の訴えの不明確さが出た場合などは、認知症の疑いが非常に強くなっており、アプローチの方法を変える必要があります。具体的には、ご本人だけではなく、ご家族と共に面接を行ったり、地域で担当している医師や他の職種がいれば、その方々から情報を収集し、全身の状態把握を行うことが大切になります。特に、摂食嚥下障害に関する医療面接では、栄養状態の把握、体重の変化を重要視しています。また、食事の変化や、既往歴をしっかりと把握することは、摂食嚥下障害では欠かすことはできません（スライド-9）。

現在、私たちの外来では、初診時に身長・体重測定や舌圧測定、嚥下内視鏡検査、体組成検査、嚥下造影検査などを、機器を使用し測定しています。しかし、認知症の方に対して必ずしも効果的に活用できているとはいえません。嚥下造影検査でも、何度か部屋にお連れして、空間に慣れていただくよう試みましたが、体重や筋肉量を測ったりするくらいで断念してしまうのが実状です。

4. 認知症患者への対応

最後に、認知症の方への対応についてです（スライド-10）。認知症の方が起こした最初の行動に対して、まず必要なのは声を掛けてあげること、同じ動作を見せてあげることです。特に、食事環境においては、非常に重要になります。例えば、絵柄の入っているお皿を何かの食べ物と認識してしまい、すでに食事が済んでいるにも関わらず、箸で触ってみたり、いつまでもスプーンで引っかき回したりといったことが起こります。このような行動を起こさないように、白を基調としたシンプルなデザインや、色のコントラストがはっきりしたデザインの食器（例えば米飯と朱色のお椀の組み合わせなど）を使用することが必要です。最も重要なのは、認知症の進行

認知症摂食嚥下障害者への対応

- 最初の行動に対し声掛けや、同じ動作を見せる
- 食事環境（視野、聴覚、食器の色など）の確認
- 食品（味、温度、見た目など）
- 食具、食器の検討
- 適切な食形態の選択
- 自発的訓練は難しく、環境改善的アプローチが主体となる
- 窒息、誤嚥、食べこぼし、低栄養などの防止

スライド-10

段階に合った食事の形態を選択すること、または、介護の環境に合った食事方法をとってあげることです。今後は、患者さんを中心とした地域でのケアシステムづくりに取り組み、その中で私たち歯科医師も協力していくことが求められます。

認知症の方へのアプローチという視点からみると、リハビリテーションはとても難しいものです。なぜなら、自発的な訓練というよりは、環境改善的なアプローチが中心になるからです。一番重要なのは、しっかりと安全な生活をしていただくことです。そのためには、窒息や誤嚥、食べこぼし、低栄養、脱水といったことを防止しなければなりません。その中で、私たちも可能な限り、食事の場面を観察しながら、安全な環境を作り上げていくことが必要になってくるのです。

参考文献
1) 菊谷武：『認知症と食べることの障害』The Nippon Dental Review Vol70,No5,121-126,2010
2) 菊谷武 著：『絵で見てわかる 認知症「食事の困った！」に答えます』『絵で見てわかる 入れ歯のお悩み解決！』女子栄養大学出版,2015
3) Jacqueline Kindell著,金子芳洋訳：『認知症と食べる障害-食の評価・食の実践』医歯薬出版株式会社,2005

パネルディスカッション

フォーラムの最後には、パネルディスカッションが行われました。吉岡裕雄先生、福井智子先生、白野美和先生、須田牧夫先生をパネラーに迎え、羽村章先生と田中彰先生による進行のもと、議論が交わされました。また、質疑応答の場では、道川誠先生や平野浩彦先生からもご意見をいただくなど、充実したディスカッションとなりました。

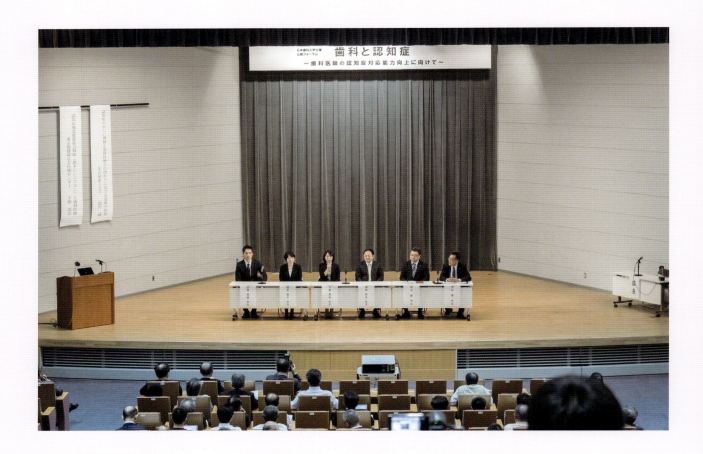

【羽村先生】　まず最初に、先生方の補足、他の先生方への質問などを伺いたいと思います。それでは、福井先生からお願いします。

【福井先生】　私は、在宅と歯科診療のお話をさせていただきました。皆さんのお話の中でも共通していたのは、ステージを考え、今後の重症化に向けてどのように関わっていくのかということであったと思います。また、歯科が外来だけではなく、生活を通して在宅に踏み込んでいくことで、患者さんの終末期まで付き合っていく仕事であるということを改めて感じました。そして、他の先生方のお話を聞きながら、患者さんに最後まで付き合うために、私たちができることを最大限やっていかなければならないと再認識しました。

【白野先生】　福井先生のお話を聞いてみると、やはり考えていらっしゃることは、重なる部分が多いなと感じました。そこで、福井先生に質問です。今後の課題としてインプラントの症例を挙げさせていただきましたが、訪問診療をされ

ている中で、インプラントの症例でお困りになったケースなどがありましたら教えてください。

【福井先生】　インプラントの症例は、私の在宅の経験でも、確かに増えております。つい最近も、全顎で入れている方で、ある日いきなり下顎が全部取れてしまったというケースがありました。それから、認知症と診断されてから、インプラントをされる方もいらっしゃいました。患者さんのご希望や義歯の受け入れなども考えて、インプラントを選択することは場合によってはあるのかもしれませんが、今後の管理のことを考えると、やはり難しいと感じています。ご家族や施設の職員さん、在宅ではヘルパーさんが日替わりでいらっしゃったりすることも多いので、歯科医師や歯科衛生士だけではなく、みなさんでケアの方法を認識していただかなければいけません。また、インプラントを専門にしている先生の中には、インプラントを外すという選択を提案される方もいらっしゃいます。今後のフォローの仕方などを、歯科全体で考えなければいけないと強く感じています。

【羽村先生】　インプラントについてですが、本年6月に第26回日本老年歯科医学会 総会・学術大会で、ミート・ザ・プロフェッサーという企画が行われました。これは、本フォーラムの基調講演の演者である平野先生の発案でした。老年歯科に関係している第一線を退いた教授の方々による講演をFace to Faceで開催し、「若い先生方を教育しましょう」という企画です。そのときに、東京医科歯科大学名誉教授で総義歯分野でご高名な早川巌先生が、最近アメリカによく呼ばれるとおっしゃっていました。早川先生の著書の中には、英訳され、アメリカの歯学教育でも使われている本もあります。認知症などの患者さんのインプラントを外し始めており、代わりに総義歯を作る必要があるものの、総義歯を作れる歯科医師や技工士が少ない。そこで、その教育のために早川先生が呼ばれているそうです。インプラントを外す症例が多くなってきている今のアメリカは、20年後、30年後の日本の姿なのかも知れません。また、歯科医師でインプラントを入れている方が「元気なうちに外してくれ」と、外し始めたという情報も耳にしたりします。インプラントの症例については、今後、真剣に考えていく必要があると感じております。

【田中先生】　福井先生と白野先生のお話をお聞きすると、認知症の進行をある程度予見した治療計画の立案、すなわち予知性を持った歯科治療が重要になってくると思います。その1つが、インプラントだと考えています。場合によっては、インプラントの上部構造を撤去し、スリーピングしていくという選択肢です。認知症を発症した患者さんが、インプラントを除去し、義歯に転換する場合は、病状と施工時期なども、新しい環境に順応していけるかといったことで、大きな問題になると思います。

　私は、口腔外科が専門で、口腔癌の治療に携わっておりますが、これまでエビデンスを重視して、治療計画を立ててきました。しかし、口腔癌患者も高齢化が進み、認知症に罹患した患者が増加しており、エビデンスに基づいた標準治療が適用困難な症例が増えています。医療の臨床現場では、エビデンスベースドメディスンに加えて、患者さんやご家族の状態や取り巻く背景、考えを重視したナラティブベースドメディスンが求められることが多くなってきます。ナラティブという言葉は、物語や語りと訳されており、患者さんから医療者が物語を引き出していくことが重要とされています。医療者が、認知症患者さんに、どのように対応していくのか、非常に難しい問題だと考えております。

【須田先生】　今のインプラントの話もございま

パネルディスカッション

すが、高齢の方には、認知症だけではなくて、他の疾患、全身疾患をお持ちの方が多々いらっしゃいます。そのような方が入院するケースがあると思いますが、そのときに、今まで先生方の訪問診療を継続されていた方、または、外来で診療されていた方などが、一時的に病院に入ることになります。例えば、急性期の病院に入院しました。次は、回復期の病院に転院します。その後、運が良ければ、あるいは状態が良ければ、家に帰れるか、または施設に帰るといったことが可能になりますが、認知症の方の場合には、対応がとても大変になります。もちろん病院の中でも大変ですが、例えば、在宅に戻られたときには、ご家族の問題も出てきます。脳梗塞を併発してしまった認知症の方が家に戻ってきた場合は、今まで食べさせていたものと全然違うものになるといったことが起こります。さらに、口腔内の環境も非常に変化していきます。そこで、私たち歯科医師だけではなく、地域包括ケアというお話もありましたように、その地域で担当できる他の職種の皆さんと共同治療、介護といったところに、私たちがいかに参画していくか、あるいは参加する環境を作っておくか、ということはインプラントの問題はもちろん、摂食嚥下の問題にも直結してくると思います。そのような関係づくりというのは、非常に重要になってくるのではないかと思います。

【田中先生】　今、須田先生がおっしゃったように、おそらく歯科だけでは十分に対応できない状況になっていると思われます。これまで地域で重視されてきた病診連携に加え、福井先生がご講演の中で強調しておられた診診連携つまり診療所間での連携の必要性に注目しています。具体的に、日常臨床の中で、どのように他の診療所と連携されているか、また環境づくりといったお話もありましたが、どのような形で取り組んでおられるのかをそれぞれの先生にお聞きしたいと思います。

【福井先生】　はい。診診連携ということですが、私の勤務する杉並区歯科保健医療センターでは、訪問診療で使用される機材をほぼすべて取り揃え治療を行っているという立場で、連携を密に取っています。他職種間では、医師会、薬剤師会や地域の各職種との連携を取るような会合も、杉並区ではよく行われています。歯科だけの診診連携では、歯科医師会の先生方から当センターに紹介をいただいたり、もしくは、当センターから歯科医師会の先生方に訪問の初診をお願いしたりする場合もあります。実際にはある程度、症例別に振り分けたりしながら取り組んでいます。

【田中先生】　なるほど。ということは、お互いの歯科診療所同士が、「どこまで何ができるのか」ということを周知していることで成り立つと思いますが、その辺の工夫はいかがでしょうか。

【福井先生】　そうですね。杉並区歯科医師会でも、すべての会員の先生が訪問診療に関わっていくことが一番大切であると思いますが、実際にそれは難しい問題ですし、道具や時間の問題もあります。まずは手挙げ方式で「やってもいいよ」「やっていこう」という先生方を対象に、研修会などを開催しています。そして、訪問依頼があったときに実際に訪問可能な先生にお願いするといった形になります。

【白野先生】　まず、診診連携の話になりますが、新潟市では、地域によって包括ケアのためのグループというのがありまして、定期的に勉強会を開催するなどといった形で、地域の先生同士のつながりが非常に強くなってきていると感じております。病診連携という形では、診療所の方から、私どものような大学で病院歯科を行っている所に依頼をいただくケースがよくありますが、なるべく書類だけではなくて、直接お電

話等でお話をしたりという形で、意見交換させていただくことも重要かと考えて取り組んでおります。

【羽村先生】　首都圏には、多くの歯科大学、歯科病院があります。新潟にも日本歯科大学 新潟病院がありますし、新潟大学の附属病院もあり、地域連携できる医療機関がある地域です。ところが、日本全国には29の歯科大学しかありません。認知症患者さんの歯科における受け入れ先をどのように作っていくか。また、自分がどこまで治療すべきなのか。それらは、私どもが考えていかなければいけない問題だと思っています。吉岡先生の活動の中で、そのようなことが話題に上がることはありますか。

【吉岡先生】　キャラバンメイトの研修会で、色々な方々と一緒に研修を受ける機会がありましたが、地域包括の方が一番多く、あとは行政の方、介護系の方、そして病院の先生も1人いらっしゃいました。休憩時間にお話をしていると、「やはり歯科がどうしても必要になることがあって、こういう症例の場合はどうしたらいいかな」と相談されました。そのことからも、色々な職種間で連携していくことは、特に認知症に関しては必要なのだと感じました。

【須田先生】　私が勤務する多摩クリニックは、小金井市にございます。開院時に歯科医師会に入会しました。小金井市自体、人口が12万人ということ、それと、三師会（医師会、歯科医師会、薬剤師会）のつながりが非常に強く、伝統のある地域ということで恵まれていた部分があります。さらに、範囲を広げるということで、保健所管轄、周囲の市町、市が中心であるといった所と連携を図るということ。あとは、武蔵野赤十字病院、杏林大学、多摩総合医療センターという、非常に大きい、がん拠点病院になるような病院があること。そのような場所で、私たち歯科医師は、この分野の専門家として、開設時には非常に多くの研修会を開催しています。医師、看護師向けだけではなく、介護者や施設職員向けの研修会も何度も行っているため、情報交換の場を非常に多く持ったという所から、地域の病院の役割として会主をしています。どちらかというと、病診というよりは、地域に根ざした診療所に近い感覚のクリニックという形態で、地域への情報提供、連携を図っていく活動に取り組んでいる状況です。

【羽村先生】　それでは、フロアの先生方から、本日の演者の方にご質問があれば、お受けしたいと思います。いかがでしょうか。それでは、道川先生、どうぞ。

【道川先生】　大変興味を持って聞かせていただきました。ありがとうございます。今日のタイトルが【歯科と認知症】ということで、お話の多くは認知症患者さんに対する歯科医療、あるいは口腔ケアをどうしていくかといったところでのお話が多かったと理解しています。私の質問は、その歯科医療、あるいは口腔ケアをしたアウトプットとして、「認知症の方の症状がどうなったのか」というご経験などがありましたら、教えていただきたいなと。

【羽村先生】　それでは、それぞれの先生方から、ご経験をお話しいただきたいと思います。まず吉岡先生、いかがでしょうか。

【吉岡先生】　そうですね。白野先生もさきほどおっしゃられていたように、認知症の人でも、義歯にトライしたいという希望の患者さんやご家族もいらっしゃいまして、おそらく無理だろうなと思いながらも、頑張ってトライするケースもあります。せっかく作ったのはいいけど、ポンと投げられちゃうとか、全く使われないという症例もありますが、10例トライしたら、1例ぐらいは受け入れてもらえて、使っていただけ

パネルディスカッション

ることを経験したことがあります。そのときは、やはりすごく表情もいいですし、科学的ではありませんが、少し元気になってくれたかなという実感を受けました。

【田中先生】 咀嚼機能の改善で、認知症の症状が、一時的にしろ、好転したという印象をお持ちだということですか。

【吉岡先生】 そうです。あくまで印象でしかありませんが。その他には、シワの張りの印象などで、すごく表情も良くなったなと感じました。ご家族にも喜んでもらえるので、そういう刺激もあったのかなと思います。

【羽村先生】 それではつづいて、福井先生、お願いします。

【福井先生】 残念ながら、義歯を使用したら歩き出したとか、そのような劇的なケースはありませんが、痛みの訴えをうまくできなかった患者さんで食事量が減っていたとか、不穏な行動が出てしまっていたという方が、歯科治療によって痛みがなくなり「穏やかになった」「食事量が増えた」ということはあります。そのようなことから考えると、全身的な面で与える影響はすごく多いのかなと感じています。いつも攻撃的で、ツバを吐かれたり、たたかれたり、蹴られたりと、認知症の方の治療ではいろいろあるわけですが、そのような中でも、顔を合わせて口腔ケアを行い、痛いところがなくなっていく過程で、徐々に穏やかになり、笑顔になるというところで影響を与えているのではないかと思います。

【羽村先生】 それではつづいて、白野先生、お願いします。

【白野先生】 まず、周辺症状に影響してくると思いますが、やはり痛みが取れたことによって、周辺症状が緩和するような症例もあると思っています。あとは、義歯についてですが、認知症の方でも、義歯を使用して、自分の見た目がちょっとでも良くなるというのは、うれしく感じていると思います。私の場合、患者さんが義歯を入れると、必ず手鏡を見せてしまうのですが、あまり表情のない方でも、ちょっとにっこりされたりとか、少しうれしそうに感じたりすることがあります。そのようにQOLの向上に一役買うことで、気持ち的な面で周辺症状の緩和ができているのではないかと感じることはあります。

【羽村先生】 それではつづいて、須田先生、お願いします。

【須田先生】 今お二人がお話ししたように、やはり痛みが取れるということがあります。口腔内の環境が整った状態で、摂食嚥下障害の問題を改善させると、例えば、その方に合っている食べ物の形にしたり、ペースを整えたり、一口の量を抑えたりなどといったことで、発熱の回数が減ったり、むせる回数が減ったりします。それと、体重が増えるということもみられます。摂食嚥下障害者に関しては、やはり身体的な部分ではっきりと出てきます。それによって、例えば、施設の方々の介助の時間が短縮したとか、ご家族の不安がなくなったというようなアウトプットが、摂食嚥下障害への対応ではあります。

【田中先生】 さきほど、福井先生から、口腔内の清掃状態や環境が大変良好であった方が、認知症の進行とともに、ミゼラブルな口腔内状況に陥った症例を供覧いただきました。また、午前中の道川先生のご講演でも歯周病とアルツハイマー病の関係についてご教示いただきました。種々の慢性炎症とアルツハイマー病の関係性については、今注目を浴びておりますが、福井先生の実感として、歯周病や残根周囲歯肉炎などを含めた口腔内の慢性歯性炎症が、認知症の中核症状の進行との関係性について、つまり双方が関連性を持って悪化していく印象はお持ちでしょうか？どちらが先かは、非常に難しいとこ

ろかと思いますが。

【福井先生】　そうですね。私が経験している認知症の方の訪問では、中期以降の患者さんに対応することが多く、ベッドの上から部屋の中を移動できる程度といった方がほとんどです。そのため、どちらかといいますと、なかなか反応できない方や、拒否だけをやっとするぐらいの方が多いのも現状です。積極的な治療ができなかったとしても、口腔ケアをするだけで、かなり歯肉の炎症は改善します。それだけでも、多少穏やかになったりすることはあります。やはり訪問診療で口腔ケアをしやすいように、周りの人が対応しやすいようにしていくことが一番大切だと思っています。

【羽村先生】　3年ほど前に長寿医療研究開発費で行った、認知症発症や認知機能低下と各種生活習慣病、老年疾患の関連を明らかにするための文献データベースに基づくエビデンスの収集に関する研究で、咀嚼・嚥下や口腔環境などの歯科領域分担研究者として参加しました。認知症・認知機能低下をエンドポイントにするランダム化研究は非常に少ないことが分かりました。ただし、非ランダム研究はそれぞれ出てきて、日本でも行っていました。例えば、日本歯科大学の調査・研究では、口腔内の環境を良くして、口腔ケアをきちんとしていくと、初期の認知症患者さんでは、介入グループでは非介入群に比較して認知機能の低下が有意に少ないことが明らかになり、認知機能低下を防ぐ効果は、現在応用されている服用薬と同程度であるとの結論を得ています。また、広島大学の研究で、認知症の患者さんが口腔環境を維持し咬合状態を良くすると、転倒が有意に少なくなると報告されています。ランダム研究がなかなかできない中でも、少しずつエビデンスが構築されてきています。口の中の環境を良くする、またそれを維持することによって、認知機能の低下や、それに伴う症状の出現を防ぐことができる可能性が示唆されています。これに関しては、平野先生、突然の指名ですみませんが、何かコメントをいただければ助かります。

【平野先生】　歯科の分野の関わりと認知症の関係は、中核症状は変えられないが周辺症状を変えることはできるかもしれないというイメージが、ここ最近できあがってきた印象があります。この点は福井先生のご指摘にもありましたが、進行した方の認知症重症度をMMSEなどで評価することは難しく、なかなか客観データとして提示することができません。そういった中、今、羽村先生からご紹介があったデータは貴重だと思います。

　一方で、認知症予防でエビデンスが出ているものはMCI（軽度認知障害）のところです。この時期にできるだけ早期に介入し、その方たちをMCIで止められるかということが、日本の認知症予防研究で主眼となっている印象があります。このイメージはAIDS治療と似ており、HIV感染は完全に治療できませんが、薬によりキャリアの状態でウイルスを抑制しAIDSを発症させないといったイメージです。病態背景が全く違うので、あくまで例え話ですけど、MCIの時点で予防の負荷をかけ認知症に移行させない、または健常に戻すといったトライアルが、国立長寿医療研究センターを中心に行われています。この介入でエビデンスレベルに達しているものが、有酸素運動と、特にデュアルタスクです。例えば、歩きながら別のタスクを行うなど、一度に2つのことをやることは予防効果としてエビデンスにあがっております。

【羽村先生】　ありがとうございます。その他に、会場の皆様からご質問をどうぞ。

【質問者A】　認知症の講演会は初めて聞いたも

パネルディスカッション

ので、全くの素人で申し訳ございませんが、ひとつ質問させていただきます。よく患者さんで、全く覇気がなく、どんよりした状態で、食事も、行動も、全然できない方がいらっしゃいます。摂食などの食事療法や、リハビリ等を行うことによって、顔色も良くなり、しゃべることもできるようになって、行動にも変化が出てきたという症例をよく聞きますが、そのようなケースの場合、本当にもともと認知症だったのでしょうか。認知症とは、そのように治っていくものなのでしょうか。私の中では、認知症というのは治らないものというイメージがあります。進行を遅らせることはできても、基本的に完治することはないのかなと思っています。最初の段階で、認知症と捉えて処置をするのか、あるいは、例えば脳梗塞などといった原因があって、そちらのほうで処置を計画するのかによって、色々違ってくるのではないかと思うのですが、いかがでしょうか。

【田中先生】　それでは、摂食という話がありましたので、まず、須田先生からコメントをいただきたいと思います。

【須田先生】　はい。ご質問ありがとうございます。先生のおっしゃるように、例えば、活気がないとか、いつも眠っているような場合、その患者さんは、「なぜ眠っているのか」「なぜ活気がないのか」と考えると、もしかすると認知症以外の疾患が原因かもしれません。さらに、薬剤性というお話もありました。そのような全身的な治療の履歴とか、いわゆる既往歴や現病歴といったところの聴取が非常に重要になってくると思います。平野先生がおっしゃったように、軽度認知機能の障害をお持ちの方に関しては、もしかすると、例えば、しっかりとしたご飯を食べることができていて、栄養状態が整っていて、そこで何かの付加的なことを行うことでの改善が、研究として進められているというお話がありました。寝たきりのような状態で、もう意識もないような中等度から重い方の場合は、もしかすると、この改善というのは非常に難しい場合があります。ただ、例えば本当に何が原因でそうなっているのかを検索する必要はあるかもしれません。場合によっては、もしかすると栄養状態が良くなったから、活気が出たのかなというような経験は私も多々あります。

【田中先生】　ただいまの質問につきましては、ぜひ、道川先生にも医師としての立場からコメントをいただければと思いますが、先生、よろしいでしょうか。

【道川先生】　認知症は、基本的に神経変性疾患であり、現在のところは根本的治療法がなく、進行性の経過をとると考えられています。認知症の場合、その中核症状（記憶や判断力などの障害）と周辺症状（行動精神障害）に分けて考えられると思います。先生のご質問で、認知症の方が、リハビリなどによって活気が出てくるとか、笑顔が増えてくるとか、活動量が増えてくるとか、周辺症状が改善するとか、そういうことは、認知症患者さんでもありえます。それ以外にも薬物治療や、あるいは環境を変えることによって改善することもあります。しかし、疾患自体は病態の本質的なところでは治っていないと考えられます。中核症状はどんどん進行していくと考えられているためですが、もし歯科の治療によって、中核症状の進行に一定の抑制効果をもたらすのかどうか、その点は大変に興味があるところであり、可能性があるのではないかと思っております。ご質問のように、その方が本当は認知症ではなかったのではないか、という可能性もあるわけですが、専門医でそのように診断を受けていれば、おそらく大きな間違いはしていないのだろうと思いますし、本当に認知症だ

としても、先生のご指摘のような改善はありえるのではないかと考えます。

【田中先生】 それでは、最後にもうひと方だけ。どうぞ。

【質問者B】 今日は本当にありがとうございました。私の経験ですが、さきほど話にありました初期の症状で、診療時間を間違えて、変な時間に飛び込んでくるケースがありました。そのときは、息子さんに来ていただいて、認知症に関する話はしなかったのですが、母親の状態をなかなか認められない状態でした。2年後、ある所に入所されまして、そこのドクターの話では、認知症は相当進んでいるということでした。初期の治療は非常に手遅れの状態になりましたが、認知症の疑いを持ったときに、ご家族に対してどのようにすればいいのか。ご教示いただければと思います。

【田中先生】 やはり初期段階でのアプローチの仕方だと思いますが、その辺、吉岡先生、いかがでしょうか。

【吉岡先生】 ありがとうございます。先生のおっしゃるとおり、やはり歯科の治療をしていく中で、私たちが初期の段階で認知症に気づくことは、すごくたくさんあると思います。私たちが治療や進行抑制には携われないので、「次にどこにつなげていくか」を考えることが大切だと思います。まずは、ご家族の方に、患者さんから離れたところで、「どうでしょうか」などと話を聞いたりするところから始めてもらえば良いと思いますが、その次に考えるのは、主治医の先生から認知症サポート医につないでもらったりすることがいいのではないでしょうか。

【田中先生】 何らかの形で、ご家族が受け入れない場合は、主治医の先生のお力を借りるということでしょうかね。分かりました。それでは最後に、シンポジストの先生方に一言ずついただき、締めたいと思います。須田先生からお願いします。

【須田先生】 訪問歯科診療でも、なかなか始められない先生もいらっしゃるかもしれませんが、まず、1日1件じゃなくても、ひと月に1件、在宅なり、施設を訪問し、担当していた方の食事の場面を少しでも見る機会を一度作ってください。どのように食べているのかなといった外部観察をすることで、非常に多くの状況が見えてくると思います。そこに、私たち歯科医師が、どのような形で携われるのか、ということをぜひ確認していただければと考えています。

【白野先生】 私のほうでは、認知症の初期症状が見られたら、早めに治療を勧めましょうというお話もさせていただきましたが、私が懸念していることは、歯科医師ばかりが先走ってしまい、どんどん歯を抜いてしまったり、ちょっとオーバートリートメントになってしまったりすると、患者さんが少し被害妄想的な感じになる可能性がありますので、患者さん側にも、しっかりと理解してもらうことが、今後必要かなと思っています。広く一般の市民の方に、認知症が進むと、歯科治療が難しくなっていくということを取り上げて広めていくといいのかなと考えておりまして、一番いいのは、テレビなどで取り上げられると、一般の人はすごく注目しますが、色々な方面でこのようなことを広めていくことができればと考えています。

【福井先生】 このようなフォーラムなどを機会に、私たち歯科医師側も認知症について認識を深めるということがやはり大切だと思いました。そして、治療計画を立てるときの、瞬時の判断力も必要であると思っています。この歯はどのぐらい保存できるのか、この後どうなるか、この患者さんはどうなるかという予測をどんどんしていく、頭を切り替えて瞬時に判断していく、

パネルディスカッション

そのような判断は経験がある先生だからこそ可能であると思います。認知症への対応や在宅診療の重要性が分かっている今、学生さんや若い先生方もそのような勉強をする機会が増えているので、ますます認知症や介護に関わる歯科の役割というものが広まっていけばいいなと思っています。

【吉岡先生】 僕は最後に、「いつも心にオレンジリングを」とちょっとくさいセリフを書きましたが、そういう自分も、もともとはそんなに心優しい人間ではありません。最初に認知症の方を対応したときに、感情的に当たられてムカッとすることもたくさんありました。

でもその中で、認知症について勉強し、経験を積んでいくと、これを病気だという風に捉えることができました。正しい対応をしていくと、治療も少し進められたり、患者さんやご家族からも、この先生に診てもらえて良かったと声を掛けてもらうこともあります。このような対応を心がけていけたらと思っています。

【田中先生】 ありがとうございました。新潟では、学生教育におきまして、認知症患者を含めた訪問歯科診療研修を、全学生に義務付けています。東京でもさきほど、須田先生から教育の話がありましたが、学生さんに対する、認知症に関わる教育はかなり充実してきています。そのような中で、今まさに診療に携わっている、歯科医師の先生方、もしくは歯科衛生士さんに、どのように対応力強化に向けて研修を進めていくのかというのが、非常に大きな課題だと、実感いたしました。白野先生から、一般の市民に、認知症と歯科の関わりについての啓発が非常に重要だという、ご指摘がありましたけれども、今後に向けて、方向性が見えてきたような気がします。

【羽村先生】 これが締めの言葉になると思います。90歳を超えると6割以上、95歳以上で約8割という方々が認知機能低下または認知症になる時代を迎えました。もはや誰もが認知症になる可能性があると言っても過言ではないでしょう。ですから、さきほどご質問にもあった「認知症患者さんのご家族への説明」についても、「もう一般的な病気で、誰でもなり得る可能性がある」ということからスタートしていただければ、ご家族の精神的な負荷を少しでも和らげてあげられるかもしれません。認知症は、寿命を延ばし続ける人類が、次に越えるべき大きな壁なのだろうと思います。今日の講演が、少しでも先生方の日常臨床の糧になり、地域の方々への健康や幸せにつながることを期待して、ディスカッションを終えたいと思います。

パネルディスカッション

特別付録

認知症、要介護高齢者と歯科診療
―日本歯科大学で行った厚生労働省研究事業から見えてきたもの―

はじめに

　一般に、咀嚼機能を著しく低下させる要因に歯の喪失がある。歯の喪失の多くは、う蝕や歯周病によるもので罹患率の高い疾患である。一方で、平成23年度に行われた歯科疾患実態調査によると8020達成者（80歳で20本以上の歯を有する者の割合）は38.3％を示し、平成17年の調査結果24.1％から急進しているという結果である。まさに、多歯時代の到来である。一方、咀嚼機能の維持に欠かせない口腔の運動機能は、加齢とともに低下し、さらに、全身の運動機能を低下させる脳血管疾患や神経筋疾患の発症によって著しく障害される。運動機能の低下によって咀嚼機能が低下した高齢者は多い。また、認知機能の低下も咀嚼機能に大きな影響を与える。認知機能低下による咀嚼機能低下である。本稿では、認知機能低下や要介護状態と歯科医療にまつわる問題について、日本歯科大学で行った厚生労働省研究事業の結果を中心にまとめた。

日本歯科大学 教授
口腔リハビリテーション多摩クリニック 院長

菊 谷　　武

在宅療養高齢者の歯科受診状況

在宅療養高齢者は歯科疾患をはじめとし、摂食嚥下機能が低下した者が多く存在すると予想される。したがって、たとえ通院が困難になっても、継続的な口腔管理が必要であるのは言うまでもない。厚生労働省老人保健健康増進等事業において在宅療養高齢者の歯科受診状況の調査を行った。在宅療養高齢者716名（男性240名、女性476名、平均年齢83.2±8.6歳）を対象に調査したところ、定期的に歯科を受診している者は15％に過ぎず、75％の者は1年以上歯科受診をしていなかった。医科診療所の受診については97％の者が定期的に受診をしていた結果と比較すると著しく低い結果となった。介護度別でみると、軽度要介護（要支援や要介護1）の者では比較的受診率が高かったが、中等度要介護（要介護2，3）、さらには重度要介護（要介護4，5）の者では、受診率が低下していた。特に定期的受診に加え、症状があっても受診できていない状況がうかがわれた（図1-1）。また、各要介護状態における受診方法をみると、軽度要介護の者では自ら受診している者が多いものの受診の際に介助が必要となっており、重度要介護の場合には訪問診療を利用している実態が明らかとなった（図1-2）。

図1-1　在宅療養高齢者における介護度と受診頻度

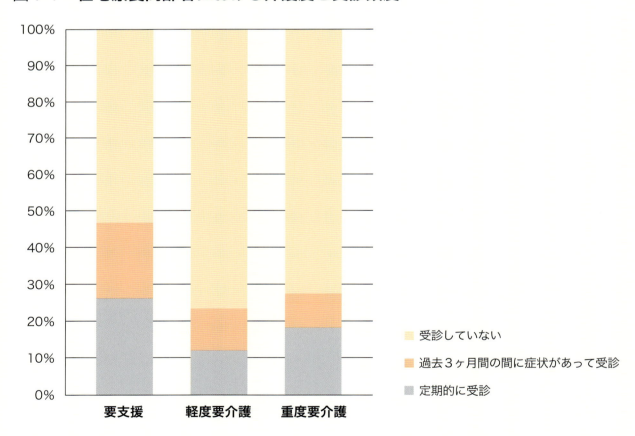

在宅療養高齢者の歯科受診率は低く、要介護の者では、特に受診率が低下していた。

要介護2，3といった者は、自宅内での移動には問題ない者も多い。しかし、歯科受診となると、外出を余儀なくされ、家族などの通院介助が必要となってくる。歯科医療の特異性も受診率低下の原因であると考える。内科医院のように慢性疾患の治療には、月に1度、2ヵ月に1度の受診で管理が行える。検査や特別な治療が必要なときには近隣病院に入院することも可能である。口腔管理がなされずに放置された要介護高齢者の口腔内状況は重度なう蝕歯や重度な歯周病に罹患した歯が多く存在する。再び口腔内状況を改善し咬合支持を回復するには、抜歯や根管治療、歯の切削、印象採得など侵襲的な歯科医療行為が必須となり、患者への負担も大きく、治療の安全管理上大きなリスクも伴う場合がある。さらに、これらの治療を行うには、患者にとって繰り返しの受診が必要になる。また、治療にはさまざまな器具機材が必要となり、歯科医院側の経済的負担も大きくなる。訪問診療を積極的に取り入れない歯科医院も多い。要介護高齢者の歯科受療機会の減少は患者側、治療者側双方に原因がありそうである。

文献）菊谷　武（事業担当者）：平成24年度、厚生労働省老人保健健康増進等事業"在宅療養患者の摂食状況・栄養状態の把握に関する調査研究事業"報告書　日本歯科大学

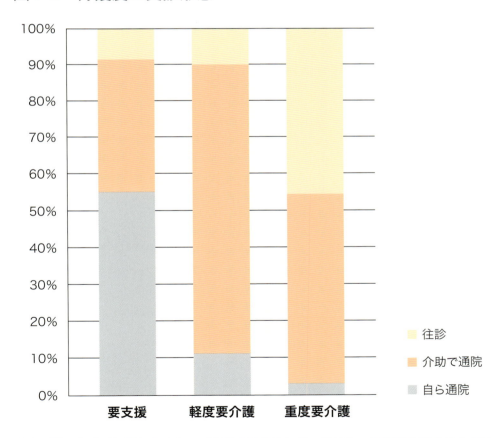

図1-2　**介護度と受診形態**

受診の際に介助が必要となるものが介護の重症化に伴い増加し、重度要介護の場合には訪問診療を多く利用していた。

高齢者の口腔状態と栄養についてのレビュー

高齢者の口腔状態と栄養について文献レビューを行った。近年、メタボリックシンドロームやサルコペニアといった栄養障害に大きな注目が集まってきており、肥満や低体重とならないような体重管理の必要性が叫ばれている。まさに健康の基本は栄養といえる。口腔は消化管の入り口であり、栄養摂取と深く関わっていることから、その関係性については従前より多くの研究がなされている。そこで、PubMedを用いて2000年以降に発刊された論文で、elderly, nutritionに加えて、tooth, tooth loss, mastication, oral functionといった検索語を用いて文献検索を行った。その結果、多くの論文が検索されたが、栄養摂取に影響を及ぼすと思われるすべての交絡因子を除外した研究計画に基づき行えている研究は存在しなかった。しかし、今回の文献検索結果から得られた「歯の喪失により野菜や果物の摂取が減少している」ということは、ほぼコンセンサスが得られているのではないかと考えられた。また、このような歯の喪失による栄養摂取の変化が、肥満や低体重といった栄養障害を引き起こす可能性があることも示されていた(図3)。とりわけ、要介護高齢者ではこの影響は大きく、義歯未装着により低栄養のリスクが高くなることも明らかとされつつある一方、義歯治療効果についてはいまだ議論の余地があると結論した。

文献） Yoshida M, Suzuki R , Kikutani T. Nutrition and oral status in elderly people JDSR. 50: 9-14 , 2014.

図3　咬合支持と栄養状態との関係

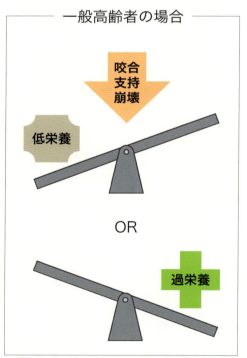

咬合支持の崩壊により一般の高齢者の場合には、低栄養にも過栄養にも偏る。一方、要介護高齢者の場合には低栄養のリスクが増す。

歯の喪失と栄養状態との関連

在宅療養高齢者716名（男性240名、女性476名、平均年齢83.2±8.6歳）に対して、低栄養リスクの調査を行った。対象者の75％が天然歯による咬合支持を失っており、そのうち1/3が義歯によっても回復されることなく咬合支持の崩壊状態であった（図4-1）。MNA®-SF※を用いて低栄養リスクの評価を行った結果、栄養状態良好と評価された者は35％に過ぎず、13％の者は低栄養、52％の者は低栄養リスクと評価された（図4-2）。

咬合関係とMNA®-SFで示される栄養状態との関係を検討したところ、咬合関係が残存歯で維持されている群に比べて、義歯で維持されている群は1.7倍、咬合が維持されていない群では3.2倍有意に低栄養となるリスクが高いという結果となった（次ページ図5）。

在宅高齢者に低栄養者が多く存在することは数多くの報告によって支持されている。これらの低栄養に咬合支持が強く関与している事実は、高齢者の口腔管理の必要性を示したものであり、地域における一貫した口腔管理が重要であるといえる。

文献）Kikutani T, Yoshida M, Enoki H, Yamashita Y, Akifusa S, Shimazaki Y, Hirano H, Tamura F. Relationship between nutrition status and dental occlusion in community-dwelling frail elderly people. Geriatr Gerontol Int. 13:50-54 , 2013.

図4-1　居宅要介護高齢者の咬合支持の割合

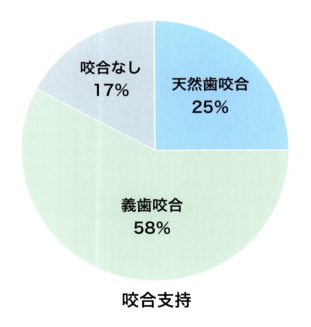

咬合支持

在宅療養中の高齢者のうち75％が天然歯による咬合支持を失っていた。そのうち1/3が義歯によっても回復されることなく咬合支持の崩壊状態であった。

図4-2　居宅要介護高齢者の低栄養リスク

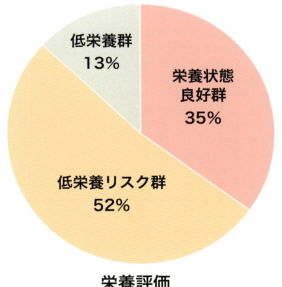

栄養評価（MNA®-SF）

在宅療養中の高齢者のうち65％が低栄養または低栄養リスクを示した。

特別付録

図5 低栄養リスクと咬合支持の関係

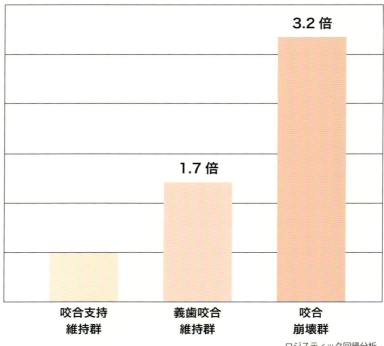

Kikutani T,Yoshida M,et.al.,GGI 2012

ロジスティック回帰分析

在宅療養中716名の要介護高齢者に対する調査
咬合支持維持群に比べて義歯咬合維持群は、1.7倍（95% CI：1.01 － 2.86）、さらに、咬合崩壊群は、3.19倍（95% CI：1.44 － 7.08）低栄養リスクが高かった。

※ MNA®-SF について
MNA®は、1990年代にヨーロッパで開発され、さまざまな国でその妥当性が確認された高齢者の栄養評価ツールである。調査票には、身体計測評価、全般的評価、食事評価、自己評価の18設問、4項目からなっていた。その後、短縮版が報告され、MNA®-SFとして、利用されるようになった。設問は、A：食事摂取量の問題、B：体重の減少の問題、C：移動能力の問題、D：精神的ストレスや急性疾患の問題、E：認知症、うつの問題、F：BMI からなる。14点満点で評価し、12から14ポイントは正常、8から11ポイントは低栄養のリスク有、0から7ポイントは栄養不良と診断する。介護現場での使用も容易で、歯科診療室などでも有効に活用できる。自己評価する部分がなく、すべて客観的なデータを用いるために、意識レベルの低い患者や認知症患者にも適応可能である。

歯の喪失、認知機能の低下と日常生活動作能力（ADL）との関連

先の対象者のうち追跡調査に同意した511名に対して、在宅において追跡調査を行った。1年間の追跡調査の結果（追跡可能者322名）のうち、日常生活動作能力（ADL）が低下した者は、170名（男性51名、女性119名、平均年齢84.0±7.5歳）、維持または向上した者は152名（男性42名、女性110名、平均年齢82.7±8.2歳）であった。

ADLの変化と年齢、性別、基礎疾患、栄養状態、嚥下障害の有無、咬合支持、認知機能との関連を検討した。その結果、ADLの変化と関連を示したものは、咬合支持、認知機能であった（図6）。咬合はバランス機能および筋力の維持にとって重要な因子であるとの報告があり、さらに、咬合支持の維持・回復は転倒予防につながるとの報告もみられる。しかし、咬合支持の崩壊がもたらすバランス機能や筋力の低下が、ADLの低下を引き起こすかどうかは明らかにされていなかった。本研究結果は、咬合支持がADLの低下に関与することを示す重要な結果といえる。さらに、認知機能の低下もADLの低下、生活機能の低下に関与することが示された。

文献） Genkai S, Kikutani T, Suzuki R, Tamura F, Yamashita Y, Yoshida M. Loss of occlusal support affects the decline in activities of daily living in elderly people receiving home care. J Prosthodont Res. pii: S1883-1958（15）00067-5, 2015.

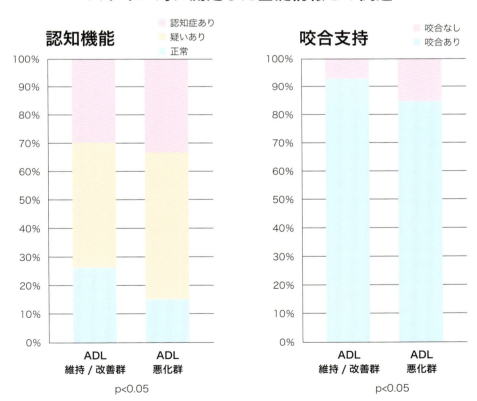

図6 ADL維持／改善群、ADL悪化群間と、ベースライン時に測定した基礎情報との関連

ベースライン時の認知機能、咬合支持において有意な関連が認められた。

特別付録

歯の喪失と予後との関連

さらに、先の対象者（511名）をもとに、1年後の入院や死亡といった予後についても調査した。調査時の状況を、1年前と同様に在宅にて療養中、期間中に入院または入所の既往あり、期間中に死亡とした。これらのうち、期間中に入院または入所の既往ありと死亡を合わせた群を「予後不良群」、昨年と同様に在宅にて療養中を「予後良好群」とした。追跡可能であった473名（男性145名、女性328名、平均年齢84.1±7.6歳）のうち、「予後不良群」は177名（37.4%）（男性70名、女性107名、平均年齢85.1±7.4歳）であった。このうち、入院・入所は119名（25.2%）で、その原因は、整形外科疾患19名、肺炎18名、脳血管疾患6名、悪性新生物5名、心疾患5名、その他30名、入院・入所病名不明36名であった。死亡は58名（12.3%）であり、肺炎12名、老衰12名、心疾患8名、悪性新生物7名、脳血管疾患3名、その他10名、死亡病名不明6名であった。「予後良好群」は296人（62.6%）（男性75人、女性221人、平均年齢83.5±7.7歳）であった（図7）。

調査初年度にADLが維持されている（Barthel Indexが60以上の者）において、予後との関連を示した因子は、咬合支持と嚥下障害であり（次ページ表1）、多変量解析においても、咬合支持の崩壊が予後不良における有意な危険因子となった（オッズ比＝2.8）。

文献）Suzuki R, Kikutani T, Yoshida M, Yamashita Y, Hirayama Y. Prognosis-related factors concerning oral and general conditions for homebound older adults in Japan. Geriatr Gerontol Int. 15（8）:1001-6, 2015.

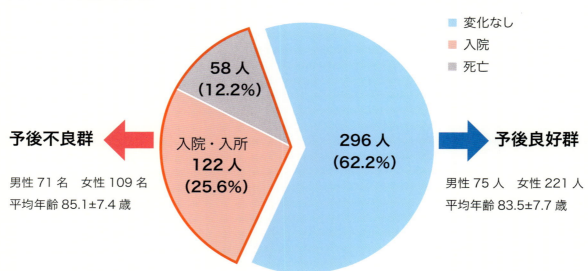

図7　1年後の予後

口腔機能訓練と栄養補助食品導入の効果

要介護高齢者に対する口腔機能訓練と栄養補助食品導入の効果について調査した。介護老人福祉施設に入居する要介護高齢者14名のうち、たんぱく質・エネルギー付加食品の提供に加えて口腔機能訓練（口唇、頰、舌の運動ならびに頸部の回旋運動）を実施した者7名（男性1名、女性6名、平均年齢85歳）を介入群として設定した。さらに、たんぱく質・エネルギー付加食品の提供を実施した者7名（男性2名、女性5名、平均年齢87歳）を対照群として設定し、介入を行い成果を検討した。その結果、16週後の体重の変化において、栄養補助食品の導入に加えて口腔機能訓練を実施した群で、有意に栄養改善が図れた。この結果は、単に栄養を付加するだけでなく、口腔機能訓練を行うことで栄養改善の効果がみられることを示しており、口腔機能訓練の重要性を強調した。本データは、介護予防における"口腔""栄養""運動"のサービスが単独で行われるより、"口腔と栄養""口腔と栄養と運動"のような複合サービスが有効であることを示したデータとなり、介護保険の改正の根拠に利用された。

文献）Kikutani T, Enomoto R, Tamura F, Oyaizu K, Suzuki A, Inaba S. Effects of oral functional training for nutritional improvement in Japanese older people requiring long-term care. Gerodontology. 23:93-98, 2006.

表1　予後との関連因子

	Barthel Index＜60				Barthel Index≧60			
	予後		Relative risk(95% CI)	P-Value	予後		Relative risk(95% CI)	P-Value
	良好群n=109	不良群n=102			良好群n=187	不良群n=75		
男性、n(%)	28(25.7)	39(38.2)	1.330(1.011-1.751)	0.050	47(25.1)	31(41.3)	1.662(1.142-2.420)	0.010
†年齢、mean(SD)	84.2(8.4)	84.8(7.5)		0.714	83.1(7.2)	85.5(7.2)		0.008
CDR 1以上、n(%)	66(60.6)	71(69.6)	1.237(0.904-1.692)	0.168	91(48.7)	34(45.3)	0.909(0.619-1.335)	0.626
†Charlson Comorbidity Index、mean(SD)	1.7(1.5)	1.6(1.4)		0.992	1.2(1.0)	1.6(1.4)		0.040
†MNA®-SF、mean(SD)	9.3(2.2)	8.6(2.2)		0.013	11.1(2.1)	10.8(1.8)		0.128
嚥下障害あり、n(%)	41(37.6)	49(48.0)	1.243(0.943-1.639)	0.126	32(17.1)	24(32.0)	1.731(1.178-2.544)	0.008
食形態調整食、n(%)	49(45.0)	57(55.9)	1.255(0.946-1.655)	0.113	21(11.2)	12(16.0)	1.322(0.803-2.175)	0.293
咬合支持なし、n(%)	13(11.9)	19(18.6)	1.280(0.923-1.776)	0.175	13(7.0)	12(16.0)	1.806(1.140-2.859)	0.024

†：Mann-WhitneyのU検定、 他：χ^2検定

調査初年度にADLが維持されている（Barthel Indexが60以上の者）において、予後との関連を示した因子は、咬合支持と嚥下障害であった。

特別付録

重度要介護高齢者に対する摂食支援の介入効果

某介護老人福祉施設より、摂食機能評価依頼があった。対象者は患者31名、平均年齢88.8±6.7歳（男性3名、女性28名）。ADLはBarthel Indexを用いて、認知機能は臨床認知症評価表（CDR-J）を用いて施設職員により評価を行った。また、残存歯数や義歯の使用状況も歯科医師により診査した。さらに、現在、摂食している食事形態を普通食一口大、ソフト食、ミキサー食、高栄養食（栄養強化ゼリー食）に分けて調査した。これらの対象者に対して、食事の際にミールラウンドを通じて外部観察評価と嚥下内視鏡検査（以下VE）を行い、その結果に基づき、食事形態、食事姿勢、摂食介助などの摂食指導を行った。その効果をBMI（Body Mass Index）により評価した。さらに、VEにより誤嚥の認められた者と認められなかった者に分けて介入前後の体重の比較を行った。

対象者のBarthel Indexは、0以上40未満が25名、40以上60未満が5名、60以上が1名であった。また、CDR-Jは3が19名、2が6名、1が2名、0.5が3名、0が1名であり、比較的重度の要介護高齢者が多かった。口腔内の状況では、平均残存歯数は6.9±8.7歯であり、平均残根歯数は3.2

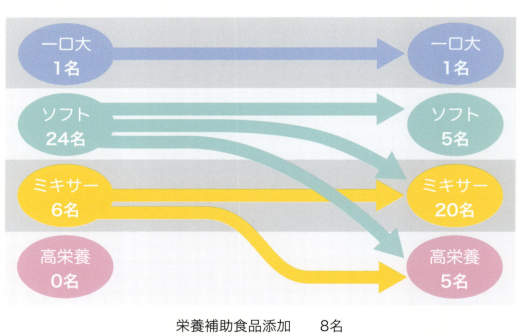

図8　食形態、食内容の変更指導

　　　　　栄養補助食品添加　　8名
　　　　　食形態変更　　　　22名
　　　　　姿勢指導　　　　　23名

±6.1歯、無歯顎者は12名であった。また、義歯を使用している者は17名であり、天然歯で臼歯部に片側以上の咬合支持がある者が2名、義歯装着により両側の咬合支持の回復がある者が16名、義歯装着がなく臼歯部に咬合支持がない者が13名であった。

食形態、食内容の変更指導

調査開始時一口大食を摂食していた者1名は、咀嚼運動評価を行ったところ、現在の食形態が摂取可能と考え、そのまま一口大食の摂取を継続とした。ソフト食を摂食していた24名のうち、5名は現状のまま、17名はミキサー食に、また2名は高栄養食に変更した。さらにミキサー食6名のうち、3名は、評価に基づき高栄養食に変更した（図8）。そのほか食事時の姿勢の変化のあった者は8名で、いずれもリクライニングの傾斜角度の変更であった。一口量の変更のあった者は17名でいずれも一口量の減少であった。栄養補助食品を導入した者は8名おり、水分にトロミを付与した者も11名存在した。

摂取量の変化

介入前後で食事摂取量は、増加した者が7名、減少した者が2名であり、評価前と比較して有意な差が認められた（$p<0.05$）（図9）。

図9 摂取量の変化

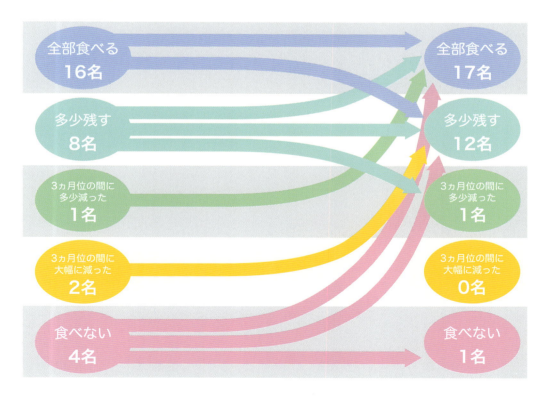

食事時間、食事の自立度の変化

食事時間は、介入前後で減少した者が3名、増加した者が1名であり、評価前と比較して有意な差は認められなかった。食事の自立度は、介入前後で変化のあった者は8名であり、自立から部分介助が1名、自立から全介助が1名、部分介助から全介助が6名であり、評価前と比較して有意な差が認められた（p<0.01）。

栄養状態の変化

BMIは平均19.6±3.2であったものが20.0±3.2と有意に増加していた（p<0.05）。さらに、VEにより誤嚥のある者とない者に分けて体重変化をみたところ、誤嚥のあった者で有意に体重を増加させることができた（p<0.05）（図10）。

摂取支援の介入効果

食事時の外部観察評価とVEによる摂食嚥下機能評価に基づいて、適切な食形態、食事姿勢、食事介助方法などを個別に指導することができた。これにより、安全で効率的な食事摂取が可能となり、食事摂取量の増加、食事時間の短縮につながり、結果的に平均体重及びBMIの増加につなげることができた。このことは、現在医療機関等で実施されている栄養サポートチーム

図10　栄養状態の変化

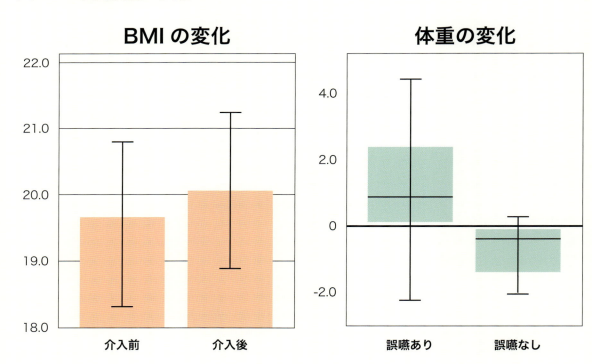

の活動や介護保険施設での栄養ケア・マネジメントにおいて、咀嚼運動の評価ができる歯科医師がもっと積極的に参加する必要性を示す結果となった。同時に、VEで誤嚥が認められた嚥下機能障害が重症な者ほど、介入後の体重の増加量が大きかった。これは、重症な者では摂食環境の調整が十分ではないと低栄養リスクが高まるものの、調整が適正に行われればそのリスクを的確に低減できる可能性があることを示している。

ミールラウンドの効果

同様にミールラウンドの効果について示した報告を行っている。平成19年から実施したこの調査は、特別養護老人ホーム入居者58名に対して実施され、当初、摂取量が低下している者に対して、他職種とのミールラウンドさらに摂食カンファレンスを通じて栄養支援を行い、その成果を示している。ミールラウンドとは、食事場面を他職種と観察することである。摂食の際のさまざまな環境（姿勢や一口量、食形態など）や症状（むせや食べこぼし、喘鳴の有無など）を観察評価することで、その後のケアプランやリハビリテーションプランの情報を得るものである。本調査では4年間の間に、常食（固形食）に近い食事を食べている対象者の数が徐々に増加し

図11　**食事形態の割合と推移**

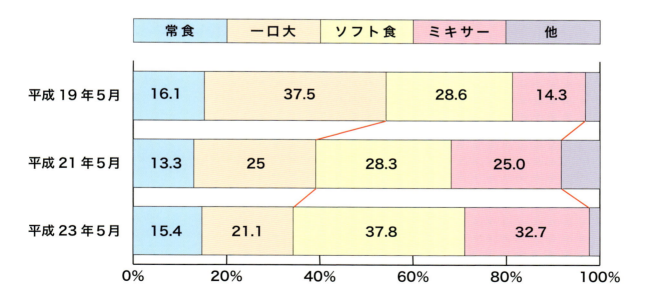

ている（図11）。ここでは、一見ADLが低下したように評価されるが、ミールラウンドとその後のカンファレンスによって本人の機能に合致した適正な食形態に提案・変更されていったためであり、摂食量（喫食率）が低いものが少なくなっていった結果を示したといえる（図12）。歯科医師が他職種とともにミールラウンドにおいて咀嚼機能、嚥下機能を評価し、カンファレンスを通じてケアプランを策定し介入する効果が認められた。当時の厚生労働科学研究費を利用して行ったこれらの成果は、中医協資料としても採用された。さらに、今般（平成27年改訂）の介護保険制度の中にこれらの取り組みを評価した"経口維持加算"導入に利用された。

文献）菊谷武．くらしを支える歯科医療　在宅歯科医療における口腔機能管理．老年歯科医学．23:297-302, 2008.
菊谷武，高橋賢晃，福井智子，片桐陽香，戸原雄，他．介護老人福祉施設における栄養支援―摂食支援カンファレスの実施を通じて―．老年歯科医学．22:371-376, 2008.
佐々木力丸，高橋賢晃，田村文誉，元開早絵，鈴木亮，菊谷武．介護老人福祉施設に入居する要介護高齢者に対する栄養支援の効果について．老年歯科医学．29:362-367, 2015.

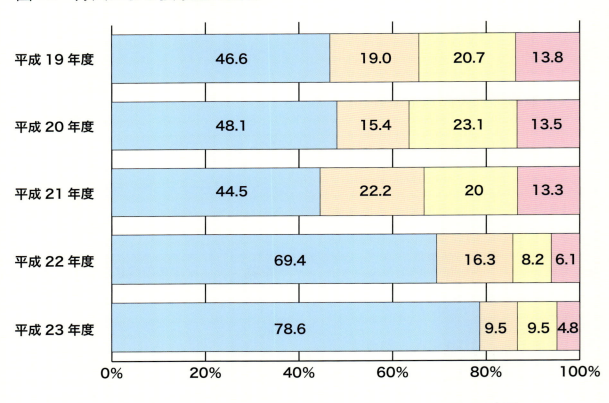

図12　介入による摂取量の変化

認知機能と窒息事故との関連

「窒息の原因食品はなにか」と市民に問うと、多くの人が「餅」をあげるとともに、ゼリー食品をあげる人も多い。世間を騒がせたゼリー食品によるあの事故は、マスコミの話題となり、消費者庁の設立の契機にもなった。当時、対象の食品は市場からの退場を余儀なくされ、「殺人ゼリー」と揶揄された。一方、死亡に至った窒息事故の原因食品を消費者庁の報告から引用すると、1位である餅に次いで「米飯」「パン」「肉」「魚介類」と続き、我々日本人が普段から食している食品であることに気づく。カップゼリーによる死亡例は決して多くない。一方、摂取頻度から計算すると、餅やカップゼリーは窒息の危険度が著しく高いことが報告されている。しかし、食品による犯人捜しには限界があるのも事実で、問題は、どんな人が窒息事故のリスクをもつかを明らかにして、リスクに応じた対応を行うことが窒息予防の近道となるのは明らかである。私たちは、介護現場における窒息の関連因子の解明を目的に、追跡調査を行った（図13）。介護老人福祉施設12施設に入居する要介護高齢者486名（平均年齢85.05±8.3）を対象に、ベースライン調査として、口腔衛生状態、食事の自立、口腔乾燥、臼歯部咬合、服薬内容、脳血管障害の

図13　介護老人福祉施設入所者の窒息の危険因子に関する研究

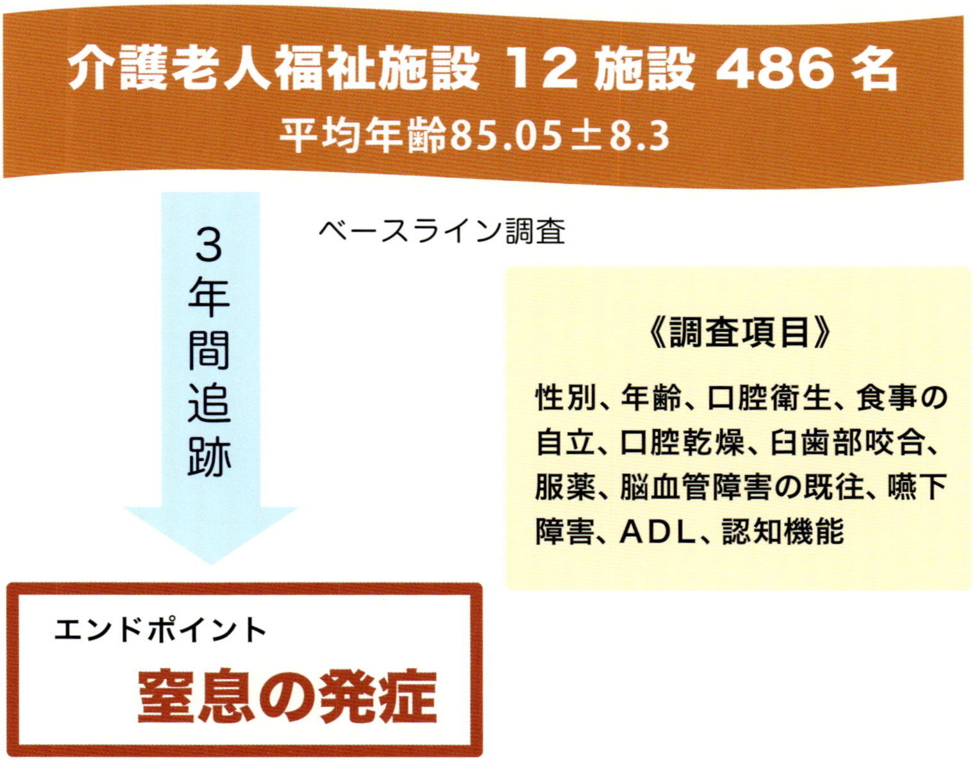

介護老人福祉施設 12 施設 486 名
平均年齢85.05±8.3

3年間追跡

ベースライン調査

《調査項目》
性別、年齢、口腔衛生、食事の自立、口腔乾燥、臼歯部咬合、服薬、脳血管障害の既往、嚥下障害、ADL、認知機能

エンドポイント
窒息の発症

Kikutani T, Tamura F, et.al., Arch Gerontol Geriatr, 2012

介護老人福祉施設に入居する486名の要介護高齢者における窒息事故の危険因子を検討した。

既往、嚥下障害、ADL、認知機能を測定し、3年間追跡し、期間中の窒息事故の有無を調査し、その危険因子を特定した。その結果、期間中に51名の者が窒息事故を起こした。窒息事故の危険因子として、認知機能の低下、咬合支持の崩壊、食事の自食が抽出された（図14）。この結果から、認知機能が低下しており、咀嚼機能が低下している人において、食事の介助を受けずに自ら食事を行っている人が窒息事故を起こしている実態が明らかになった。咬合支持の崩壊がリスクとなったのは、先に述べた咀嚼力の低下に起因すると考える。ここでは認知機能の低下に注目したい。私たちは、物を食べる際に一口の量や食べるスピードの調整、咀嚼のコントロールを高い認知機能のもとに行っている。食物に対する認知が低下し、食べる行動のコントロールができないと、窒息事故のリスクが高まることを示している。食の自立を考えるときに、一定時間にどの程度の量を自ら食べることができたかという観点ではなく、どのように食べたかといった、食行動に視点を置いた評価がなされなければならない。

文献）Kikutani T, Tamura F, et.al., Tooth loss as risk factor for foreign-body asphyxiation in nursing-home patients. Arch Gerontol Geriatr. 54: e431-5, 2012.

図14 抽出された危険因子

期間中に51名の者が窒息事故を起こした。窒息事故の危険因子として、認知機能の低下、咬合支持の崩壊、食事の自食が抽出された。

認知症と口腔に見られる原始反射

認知症高齢者の食介助の際に「なかなか口を開かない」「スプーンを噛んでしまう」「いつまでも噛み続けている」などといった訴えを多く聞く。これは、いずれも原始反射の発現と強く関連している。歯ブラシやスプーンなどが口唇に触れると、口をすぼめて、あたかも拒否をしているように見えるのは、口すぼめ反射の発現であり、口腔ケアの際に歯ブラシを噛んでしまったり、食事をいつまでも噛んでしまったりしているのは咬反射の発現との関連が示唆される。この反射による動きは、咀嚼機能を見る上で重要なポイントとなる。原始反射が発現した場合、食べ物が口腔内に持ち込まれた際に、下顎は単純な上下運動を繰り返し、舌は前後または上下の動きが中心となる。これは一見咀嚼を行っているように見えても咀嚼運動であるとはいえないことを意味している。この原始反射が中心の下顎の動きを咀嚼と見誤り、咀嚼での処理が必要な食形態を提供されている場面に多く遭遇する。この場合には、食物の口腔内での粉砕処理と順次咽頭内に送り込むといった対応はできていない。下顎や舌の動きが、原始反射が中心の単純な動きである以上、たとえ天然歯による咬合支持があっても、咀嚼は不可能であり、義歯の作成も無意味となる。よって、食物による窒息の予防と低栄養の予防に主眼を置くべきで、咀嚼を必要としない食形態の提案が必要となる。介護老人福祉施設入居者121名の調査において、何らかの原始反射がみられたものは31.4%であり、原始反射を有する高齢者において低栄養と肺炎のリスクが高かった。

文献）Hobo K, Kawase J, Tamura F, Groher M, Kikutani T, Sunakawa H. Effects of the reappearance of primitive reflexes on eating function and prognosis. Geriatr Gerontol Int. 14:190-7, 2014.

口腔ケアが認知機能の維持に及ぼす効果

口腔ケアが認知機能の維持に及ぼす効果について検討した。介護老人福祉施設（特別養護老人ホーム）10施設の入所者のうち、MMSE（Mini Mental State Examination）による評点が10点以上の比較的認知機能が維持された179名を対象とし、無作為に専門的口腔ケア介入群89名（平均年齢81.3±8.7歳）：男性19名（平均76.2±10.0歳）、女性70名（平均82.7±7.7歳）と対照群90名（平均年齢82.5±7.7歳）：男性23名（平均78.9±8.4歳）、女性67名（平均83.8±7.1歳）に分けて、12ヵ月間の介入を行った。その結果、介入群において、有意に認知機能の維持が認められた（図15、16）。"口は脳の出店"ともいわれる。また、有名なペンフィールドのホムンクルス（こびと）の図で知られるように、大脳皮質運動野、感覚野において体の各部位の相当領域において、口腔は広い範囲を占めることが知られている。口腔の運動や口腔への感覚刺激は、脳の活性化につながり、認知機能の維持に寄与したと考えている。

文献）Kikutani T, Yoneyama T, Nishiwaki K, Tamura F, Yoshida M, Sasaki H. Effect of oral care on cognitive function in patients with dementia. Geriatr Gerontol Int. 10:327-8, 2010.

図15　口腔ケアが認知機能の維持に及ぼす効果

Kikutani et.al.2010,GGI

【対象施設】
関東近県及び中国、四国地方に立地する介護老人福祉施設（特別養護老人ホーム）10施設の入所者

【対象者】
MMSEによる評点が10点以上の、比較的認知機能が維持された179名

【対象者の設定】
無作為抽出

【専門的口腔ケア介入群】
89名（平均年齢81.3±8.7歳）／男性19名（平均76.2±10.0歳）、女性70名（平均82.7±7.7歳）

【対照群】
90名（平均年齢82.5±7.7歳）／男性23名（平均78.9±8.4歳）、女性67名（平均83.8±7.1歳）

【介入方法】
歯科衛生士により週1回、12ヵ月間、口腔ケアと口腔機能向上訓練を組み合わせた「専門的口腔ケア」を行った。

図16 口腔ケアの効果

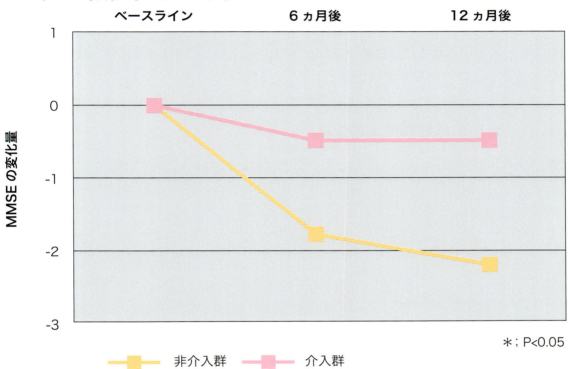

介入群において、有意に認知機能の維持が認められた。

特別付録

口腔に見られるサルコペニア

　サルコペニアの原因や病態については他項にゆずるが、口腔は、口唇や頬、軟口蓋といった筋によって成り立つ器官に囲まれ、さらに、中央には舌という筋の塊が鎮座しこれを構成している。咀嚼では上記に示したような歯の役割が大きいが、一方で、食物を捕食し、歯によって構成される咀嚼面に食物を運び保持し、咀嚼後に咽頭に送り込むといった食物を口腔内で移動させることにより咀嚼は行われている。全身の筋量の低下にともない、さらには口腔の運動が十分に行われないと口腔内の筋肉量が低下し、筋量も合わせて低下する。咀嚼に必要となる十分な口腔の運動機能を発揮できなくなる。いわば、口腔のサルコペニアといった状態である。私たちは、口腔のサルコペニアの指標として舌の筋量や舌の筋力について検討している。

　単に加齢においては、舌の筋量は低下しない。一方、舌の運動の力である口蓋への押しつけ圧（舌圧）は、年齢によって徐々に低下するが、75歳未満まではその低下の程度は緩やかであり、75歳以上において著しく認められる（図17）。下肢などの骨格筋の場合、筋量と筋力は相関を示す。しかし、舌の場合には、筋量と筋力との相関は認められない。さらに、下肢をはじめとする

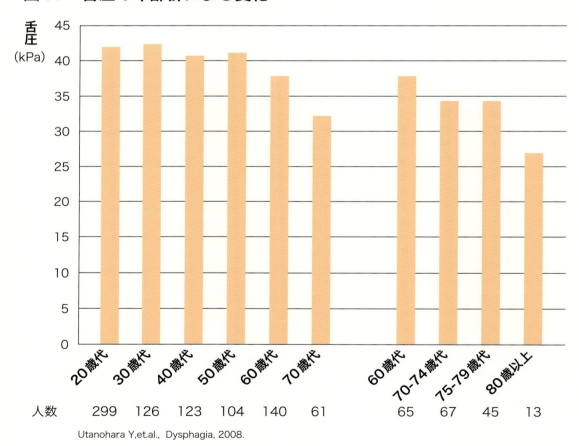

図17　舌圧の年齢群による変化

Utanohara Y, et.al., Dysphagia, 2008.

舌圧は60歳を超えたあたりから減少し、80歳代では25kPa前後となる。

他の骨格筋量との相関も認めない。これは、舌は口腔という口蓋と下顎に囲まれた固有口腔という空間に存在していることが原因と考えられる。一方、要介護高齢者に対する検討においては、舌の筋量と筋力が相関を示す（図18）。さらに、舌の筋量は全身の筋肉量の指標と相関を示し、全身のサルコペニアとの関連が示唆される。また、嚥下障害を有する者は舌圧が有意に低いことが示されている（次ページ図19）。舌に見られるサルコペニアは他の骨格筋に見られるサルコペニアとは若干異なる病態を示すが、要介護高齢者においては骨格筋と同様に減少を示し、嚥下障害などとの関連も示唆されるといえる。

全身のサルコペニアと口腔のサルコペニアの関連

全身の筋肉の減少は、筋力の低下にもつながり、身体機能の低下を招く。筋肉は体の中でも体熱を多く産生する重要な器官となる。すなわち、筋肉が衰えると、基礎代謝量が減少し、エネルギーの消費量の低下を招く。これは、不十分な栄養摂取につながり、体タンパクの合成を低下させ、サルコペニアを取り巻く「負のスパイラル」を形成する。全身のサルコペニアに伴って口腔のサルコペニアが生じると、咀嚼機能や嚥下機能に悪影響を与え、摂取量の低下を招き、

図18　舌厚みと舌圧の相関（健康高齢者と要介護高齢者）

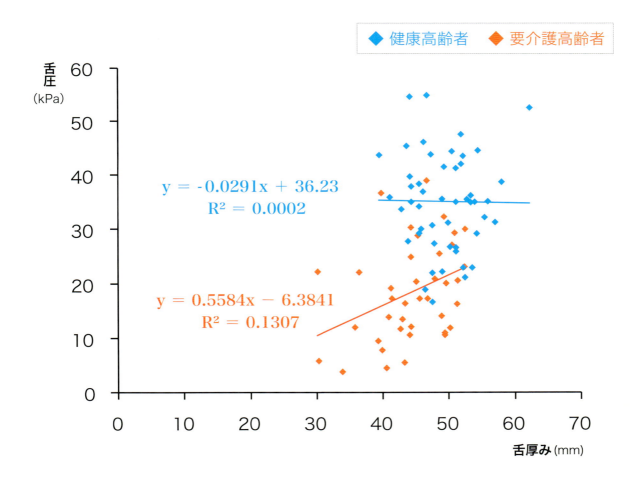

特別付録

口腔のサルコペニアが全身のサルコペニアに拍車をかけることになる。そこで、口腔のサルコペニア対策として、口腔にレジスタンス運動を負荷することで、口腔機能の改善を図り、全身のサルコペニアの負のスパイラルを断ち切ることが出来るのではないかと考えている（図20）。

文献）
岡山浩美, 田村文誉, 戸原雄, 菊谷武：要介護高齢者の舌の厚みに関する研究. 障歯誌. 31: 723-729, 2010.
Yoshida M, Kikiutani T, Tsuga K, et.al., Decreased tongue pressure reflects symptom of dysphagia. Dysphagia. 21:1-5, 2006.
Tamura F, Kikutani T, Tohara T, Yoshida M, Yaegaki K. Tongue thickness relates to nutritional status in the elderly. Dysphagia. 27:556-61, 2012.
菊谷武：高齢患者の有する摂食上の問題点と対応（2）咀嚼能力・意識の低下とその対応. 栄養―評価と治療. 21:451-456, 2004.

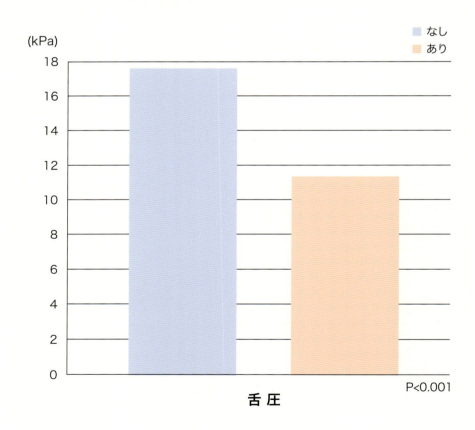

図19　舌圧と嚥下障害の関係

嚥下障害の見られる者は舌圧が有意に低い。

図20 サルコペニアと口腔のサルコペニア

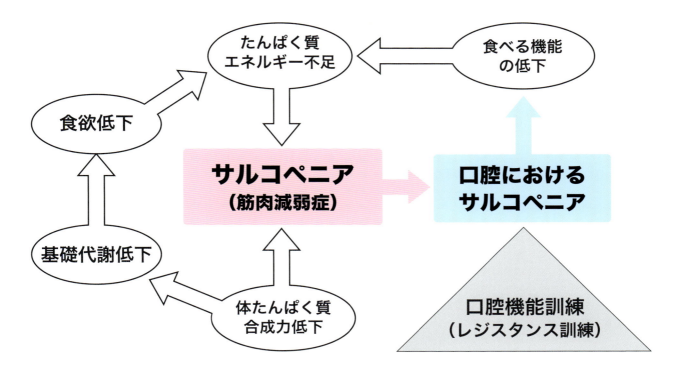

菊谷　武：高齢患者の有する摂食上の問題点と対応（2）咀嚼能力・意識の低下とその対応．栄養―評価と治療．21：451-456, 2004.

口腔のサルコペニアに端を発した食べる機能の低下は、全身のサルコペニアに悪影響を及ぼす。口腔機能訓練によって、その改善を期待する。

まとめ

認知機能低下や要介護状態と歯科医療にまつわる問題について、日本歯科大学で行った厚生労働省研究事業の結果を中心にまとめた。口腔機能の維持が認知機能の維持に関与し、逆に認知機能の維持が口腔機能の維持に関与しているといった双方向の関係が示された。

特別付録

日本歯科大学で行った要介護高齢者、認知症高齢者関連の厚生労働科学研究等一覧抜粋
(平成19年以降)

年度	研究事業名	研究課題名	主任研究者
平成26年～平成28年	日本医療研究開発機構研究費 長寿科学研究開発事業	地域包括ケアにおける摂食嚥下および栄養支援のための評価ツールの開発とその有用性に関する検討	菊谷　武
平成24年～平成26年	厚生労働科学研究費補助金 循環器疾患・糖尿病等生活習慣病対策総合研究事業	歯科介入型の新たな口腔管理法の開発及び介入効果の検証等に関する研究	菊谷　武
平成24年～平成26年	厚生労働科学研究費補助金 長寿科学総合研究事業	地域・在宅高齢者における摂食嚥下・栄養障害に関する研究-特にそれが及ぼす在宅療養の非継続性と地域における介入・システム構築に向けて	葛谷雅文
平成24年～平成26年度	厚生労働科学研究費補助金 長寿科学総合研究事業	虚弱・サルコペニアモデルを踏まえた高齢者食生活支援の枠組みと包括的介護予防プログラムの考案および検証を目的とした調査研究	飯島勝矢
平成25年～平成27年度	厚生労働省 長寿科学研究開発費	高齢者の口腔機能の評価法及び維持・向上法に関する研究	角　保徳
平成25年～平成27年度	厚生労働科学研究費補助金 循環器疾患・糖尿病等生活習慣病対策総合研究事業	口腔ケアと栄養管理による誤嚥性肺炎の予防に関する研究	東口髙志
平成23年～平成25年	厚生労働科学研究費補助金 (長寿科学総合研究事業)	在宅療養中の胃瘻患者に対する摂食・嚥下リハビリテーションに関する総合的研究	近藤　和泉
平成22年～平成24年	厚生労働省 長寿科学研究開発費	高齢者の口腔機能の評価法及び維持・向上法に関する研究	角　保徳
平成24年	老人保健事業推進費等補助金 (老人保健健康増進等事業分)	介護保険施設における効果的な口腔機能維持管理のあり方に関する調査研究事業	森戸光彦
平成22年～平成23年	老人保健事業推進費等補助金 (老人保健健康増進等事業分)	施設入所者における口腔ケアの提供体制のあり方に関する調査研究事業	菊谷　武
平成21年～平成23年	厚生労働科学研究費補助金(長寿科学総合研究事業)	介護予防における口腔機能向上・維持管理の推進に関する研究	菊谷　武
平成23年	老人保健事業推進費等補助金 (老人保健健康増進等事業分)	在宅療養高齢者の口腔機能および食支援に関連した課題に関する調査研究	吉田英世
平成21年～平成23年	厚生労働科学研究費補助金 (長寿科学総合研究事業)	摂食・嚥下障害の機能改善のための補助具に関する総合的な研究	植田耕一郎
平成21年～平成23年	厚生労働科学研究費補助金 (長寿科学総合研究事業)	高齢者の経口摂取の維持ならびに栄養ケア・マネジメントの活用に関する研究	葛谷雅文
平成22年	老人保健事業推進費等補助金 (老人保健健康増進等事業分)	介護予防における口腔機能向上サービスの推進に関する総合的研究事業	渡邊　裕
平成19年～平成21年	厚生労働科学研究費補助金 (長寿科学総合研究事業)	口腔ケア・マネジメントの確立	赤川安正
平成19年～平成21年	厚生労働省 長寿医療研究委託費	高齢者の口腔機能の評価法並びに改善法に関する研究	角　保徳
平成19年	老人保健事業推進費補助金 (老人保健健康増進等事業分)	介護予防給付の栄養改善，口腔機能の向上の実施に関する研究	植田耕一郎
平成20年	老人保健事業推進費補助金 (老人保健健康増進等事業分)	口腔機能向上及び栄養改善サービスに従事する人材確保の効果的推進に関する調査研究	植田耕一郎
平成20年	厚生労働科学研究費補助金 (厚生労働科学特別研究事業)	食品による窒息の要因分析－ヒト側の要因と食品のリスク度－	向井美惠
平成20年	老人保健事業推進等補助金 (老人保健健康増進等事業分)	施設及び居宅高齢者に対する栄養・食事サービスのマネジメントに関する研究	合田敏尚

歯科と認知症 ～歯科医師の認知症対応力向上にむけて～

2015年12月17日　第1版 第1刷発行
2018年　2月20日　第1版 第2刷発行

著　　者　道川　誠／平野　浩彦／吉岡　裕雄／福井　智子／白野　美和／須田　牧夫
発 行 者　辻　啓延
発 行 所　メディア株式会社

〒113-0033　東京都文京区本郷3-26-6　NREG本郷三丁目ビル
Tel　03-5684-2510（代）
Fax　03-5684-2516
http://www.media-inc.co.jp/

印 刷 所　株式会社エーヴィスシステムズ

© THE NIPPON DENTAL UNIVERSITY.

・本書の複製権・上映権・譲渡権・公衆送信権（送信可能化権を含む）は、メディア株式会社が保有します。
・ JCOPY 〈(社)出版者著作権管理機構 委託出版物〉
本書の無断複製は著作権法上での例外を除き禁じられています。複製される場合は、そのつど事前に、
（社）出版者著作権管理機構（電話 03-3513-6969、FAX 03-3513-6979、e-mail：info@jcopy.or.jp）の
許諾を得てください。

ISBN 978-4-89581-020-3